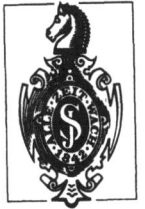

Ian J. Alexander

DER FUSS

Untersuchung und Diagnostik

Übersetzt von Arnd Herz

Mit 98 Abbildungen

Springer-Verlag
Berlin Heidelberg New York
London Paris Tokyo
Hong Kong Barcelona
Budapest

Ian J. Alexander
MD, FRCS (C)
Orthopaedic Surgeons, Inc.
Crystal Clinic
Akron, Ohio, USA

Übersetzer:
Arnd Herz
Burgstraße 52
W-6900 Heidelberg 1
Bundesrepublik Deutschland

Übersetzung von:
THE FOOT: Examination and Diagnosis
© Churchill Livingstone Inc. 1990

ISBN-13:978-3-540-53820-2

Die Deutsche Bibliothek – CIP-Einheitsaufnahme
Alexander, Ian J.: Der Fuß: Untersuchung und Diagnostik / Ian J. Alexander. –
Berlin; Heidelberg; New York; London; Paris; Tokyo; Hong Kong; Barcelona;
Budapest: Springer, 1991
ISBN-13:978-3-540-53820-2   e-ISBN-13:978-3-642-76505-6
DOI: 10.1007/978-3-642-76505-6

Dieses Werk ist urheberrechtlich geschützt. Die dadurch begründeten Rechte, insbesondere die der Übersetzung, des Nachdrucks, des Vortrags, der Entnahme von Abbildungen und Tabellen, der Funksendung, der Mikroverfilmung oder der Vervielfältigung auf anderen Wegen und der Speicherung in Datenverarbeitungsanlagen, bleiben, auch bei nur auszugsweiser Verwertung, vorbehalten. Eine Vervielfältigung dieses Werkes oder von Teilen dieses Werkes ist auch im Einzelfall nur in den Grenzen der gesetzlichen Bestimmungen des Urheberrechtsgesetzes der Bundesrepublik Deutschland vom 9. September 1965 in der jeweils geltenden Fassung zulässig. Sie ist grundsätzlich vergütungspflichtig. Zuwiderhandlungen unterliegen den Strafbestimmungen des Urheberrechtsgesetzes.

© Springer-Verlag Berlin Heidelberg 1991

Die Wiedergabe von Gebrauchsnamen, Handelsnamen, Warenbezeichnungen usw. in diesem Werk berechtigt auch ohne besondere Kennzeichnung nicht zu der Annahme, daß solche Namen im Sinne der Warenzeichen- und Markenschutz-Gesetzgebung als frei zu betrachten wären und daher von jedermann benutzt werden dürften.

Reproduktion der Abbildungen: Gustav Dreher GmbH, Stuttgart
Satz: RTS, 6901 Wiesenbach

24/3130-543210 – Gedruckt auf säurefreiem Papier

Vorwort

Ziel dieses Buches ist es, eine systematische Vorgehensweise für die allgemeine Fußuntersuchung sowie Besonderheiten der Untersuchung bei bestimmten, häufig vorkommenden Symptomkomplexen darzulegen. Dabei liegt der Schwerpunkt des ersten Teiles auf der systematischen Gesamtuntersuchung. Wenn diese bei jedem Patienten routinemäßig durchgeführt wird, kann das Risiko von Fehldiagnosen und unangebrachten Therapien stark verringert werden. Die beschriebenen Untersuchungsmethoden kann jeder Leser seinen eigenen Anforderungen und Bedürfnissen anpassen, so daß diese mit der Zeit zur täglichen Routine werden.

Der zweite Teil des Buches befaßt sich mit der Beurteilung spezifischer klinischer Erkrankungen und Symptomkomplexen. Auch hier ist u. U. eine systematische Untersuchung sehr hilfreich, um eine korrekte Differentialdiagnose zu stellen. Dies wird besonders bei der Beurteilung des Fersenschmerzes deutlich.

Mein Ziel war es, dieses Buch so zu gestalten, daß es einfach zu lesen ist und auch in relativ kurzer Zeit durchgearbeitet werden kann. Joseph Kanasz' exzellente zeichnerische Fähigkeiten sowie sein Bestreben, akkurate Illustrationen der klinischen Situation darzustellen, helfen dem Leser sehr beim Verstehen des Textes.

Im Namen aller, die an diesem Projekt mitgearbeitet haben, hoffe ich, daß dieses Buch dem Leser nützlich sein möge.

Ian J. Alexander, MD, FRCS (C)

Inhaltsverzeichnis

1 **Hintergrund und Terminologie** 1
   Anamnese 1
   Schmerz 1
   Andere Symptome 2
   Anamnese in bezug auf Fußbeschwerden 2
   Terminologie 2
   Bewegungen und Positionen der Sagittalebene 6
   Bewegungen und Positionen der Frontalebene 6
   Bewegungen und Positionen der Transversalebene 11
   Bewegungen in 3 Ebenen 11
   Bewegungen der Hauptebene
   des oberen Sprunggelenks 11

2 **Systematische Untersuchung von Fuß und Sprunggelenk** 13
   Erstuntersuchung 13
   Untersuchung im Stehen 14
   Gangart 14
   Stehtests 14
   Untersuchung im Sitzen 15
   Gefäßsituation 15
   Kritische Beurteilung der Beweglichkeit 15
   Mechanik der Frontalebene im Sitzen 17

3 **Untersuchung einzelner Systeme** 19
   Haut und Nägel 19
   Nerven 20

Muskeln und Sehnen 26
Gelenkverbindungen 30

4 Bewertung der Mechanik der Frontalebene 41
Definition der neutralen Position 44
Messung der neutralen Lage des Rückfußes 47
Bestimmung und Messung der Vorfußposition
in der Frontalebene 47
Blocktests 47
Beweglichkeit des 1. Strahls 52

5 Erkrankungen der Articulatio metatarsophalangea I (MTP) 57
Hallux valgus 57
Hallux valgus interphalangeus 63
Hallux rigidus 63
Entzündung der Sesambeine 66
Verletzung des N. plantaris medialis 66

6 Fehlbildungen der Kleinzehen 69
Krallenzehe 69
Hammerzehe 71
Hallux malleus 71
Überkreuzte Zehendeformität 75
Interdigitale Hühneraugen 76

7 Metatarsalgie 79
Schmerz im MTP-Artikulationskomplex 79
Interdigitalneurom 84
Marschfrakturen der Ossa metatarsalia 88

8 Fersenschmerz 91
Sequenz der Untersuchungsschritte 91

Inhaltsverzeichnis IX

Schleimbeutelentzündung der Achillessehne 92
Haglund-Exostose 92
Apophysitis calcanei 97
Entzündung der Aponeurosis plantaris 97
Fersenschmerzsyndrom 98
Streßfrakturen des Kalkaneus 98
Arthritis des unteren Sprunggelenks 101

**9 Sehnenerkrankungen des oberen Sprunggelenks
und des Rückfußes** 103
Anamnese 103
Achillessehnenentzündung 104
Achillessehnenriß 105
Sehnenentzündung des M. tibialis posterior 107
Sehnenrisse des M. tibialis posterior 109
Sehnenentzündung der Mm. peronaei 111
Subluxation der Sehnen der Mm. peronaei 114
Sehnenentzündung des M. flexor hallucis longus . 119
Sehnenentzündung des M. tibialis anterior 119
Sehnenentzündung des M. flexor digitorum longus 122

**10 Beurteilung von frischen Verletzungen des Fußes
und des oberen Sprunggelenks** 123
Frische Knöchelverstauchung 123
Maisonneuve-Fraktur 125
Fraktur der Basis des Os metatarsale V 125
Fraktur im vorderen Bereich des Sinus tarsi 125
Fraktur des Processus posterior tali 126
Osteochondrale Frakturen des Caput tali 126
Verletzungen der Ligamente
des oberen Sprunggelenks 129
Verletzungen der Articulationes tarsometatarseae
(Lisfranc-Gelenk) 132

11 Der Fuß bei Systemerkrankungen ... 135
Diabetes mellitus ... 135
Der ischämische diabetische Fuß ... 135
Der neuropathische diabetische Fuß ... 136
Ulzeration ... 136
Charcot-Gelenke (Arthropathia neuropathica) ... 140
Arthritis ... 141
Arthritis rheumatica ... 144
Spondylitis ankylosans, Reiter-Syndrom
und Arthritis psoriatica ... 146
Arthritis urica ... 146

12 Bewertung der Einwärtsstellung der Fußspitzen bei Kindern ... 147
Vorfußadduktion ... 147
Innenrotation der Tibia ... 152
Anteversion des Femurs ... 152
Normale Entwicklung der Fußstellung bei Kindern ... 158

Weiterführende Literatur ... 159

Anhang ... 160

Sachverzeichnis ... 165

Abkürzungen

DIP	distal-interphalangeal
FDL	M.flexor digitorum longus
IP	interphalangeal
MT	metatarsal
MTP	metatarsophalangeal
PIP	proximal-interphalangeal
ROM	reduzierter Beweglichkeitsbereich
TMT	tarsometatarsal

1 Hintergrund und Terminologie

Anamnese

Alter, Geschlecht, Beruf und Freizeitaktivitäten sind wichtige Faktoren, die bei jedem Patienten mit Fußschmerz berücksichtigt werden müssen. Diese Faktoren bestimmen nicht nur das Spektrum von Krankheitsbildern, das bei der Differentialdiagnose bedacht werden muß, sondern beeinflussen auch wesentlich die endgültige Behandlung. Schuhmode oder spezielle Arbeitsanforderungen sind wesentliche Faktoren, die bei der Behandlung von Patienten mit Fußbeschwerden berücksichtigt werden müssen.

Schmerz

Die meisten Patienten mit Fußproblemen haben Fußschmerzen. Deshalb enthält jede Krankheitsanamnese auch Fragen zu Art und Weise des Schmerzbeginns (z. B. Vorgang der Verletzung bei traumatischen Fällen), Schmerzdauer und -entwicklung, Schmerzcharakter (Muskelschmerz, brennender, scharfer, stumpfer, ständiger oder unterbrochener Schmerz), Schmerzlokalisierung und -ausstrahlung. Außerdem muß der Patient nach schmerzverursachenden, -verstärkenden und -lindernden Faktoren sowie einer vorangegangenen Therapie befragt werden. Schließlich muß der Arzt herausfinden, inwieweit die Beschwerden eine Einschränkung der normalen Aktivität darstellen.

Andere Symptome

Weiterhin muß die Anamnese folgende Symptome berücksichtigen: Anschwellungen, Eryheme, erhöhte Hauttemperatur, Taubheit, Steifheit, Schwäche, Instabilität, Fortschreiten von Deformitäten. Bereiche mit wiederholter Kallusbildung, vorangegangener Ulzeration oder Hautgewebezerfall müssen identifiziert werden.

Anamnese in bezug auf Fußbeschwerden

Eine Reihe von Systemerkrankungen erhöht das Risiko für zahlreiche Fußprobleme. Die Patienten sollen deshalb in der Anamnese speziell nach Diabetes mellitus, peripheren Gefäßerkrankungen (sowohl venösen als auch arteriellen), Gelenkentzündungen und neurologischen Beschwerden befragt werden. Eine vollständige Zusammenfassung vorangegangener Fuß- und Sprunggelenkoperationen sowie deren Verlauf in bezug auf verschiedene Therapieansätze ist unumgänglich. Schwebende Gerichtsverfahren und noch offenstehende Versicherungsansprüche beeinflussen oft nicht nur die diagnostische Perspektive und die Wahl der Therapie, sondern auch die Therapieresultate. Alle Patienten sollten, besonders wenn eine Operation geplant ist, außerdem über aktuelle Medikation, Allergien, Blutungsstörungen und frühere Reaktionen auf Lokal- oder Allgemeinanästhetika befragt werden.

Terminologie

Um genau und effektiv mit dem Patienten zu kommunizieren, muß der behandelnde Arzt die Spezialbegriffe des Fußes verstehen. Die folgenden Absätze geben einen Überblick über die grundlegende Terminologie des normalen Fußes sowie normaler Varianten. Begriffe bestimmter Mißbildungen und Anomalien werden in späteren Kapiteln definiert.

Die Oberseite des Fußes ist der Fußrücken oder Dorsum pedis. Die gewichtstragende Seite wird als Fußsohle oder Planta pedis bezeichnet. Der Innnenfußrand (auf der Seite der Tibia) liegt medial (Margo medialis tibialis), der Außenrand (auf der Seite der Fibula) lateral (Margo lateralis fibularis). Die größte medialste Zehe ist die Großzehe oder Hallux. Die kleineren Zehen werden als Kleinzehen bezeichnet. Die Kleinzehen und ihre Strahlen sind von medial nach lateral durchnumeriert, so daß der kleinste, lateralste Strahl der V. ist. Jede Kleinzehe besteht aus 2 Gelenken: Das distalste ist das distale Interphalangealgelenk (DIP) oder Zehenendgelenk, das mehr proximalgelegene das proximale Interphalangealgelenk (PIP). Die Großzehe hat nur ein Gelenk: das Interphalangealgelenk (IP). Die distalen Gelenkverbindungen der Ossa metatarsalia oder Mittelfußknochen sind die Articulationes metatarsophalangeae (MTP), die proximalen Gelenkverbindungen die Articulationes tarsometatarseae (TMT) oder Fußwurzel-Mittelfuß-Gelenke. Die integrierten Gelenkverbindungen des Rückfußes, die die Inversion und Eversion sowie die Abduktion und Adduktion erlauben, sind die Articulatio talocalcaneonavicularis und Articulatio calcaneocuboidea, die zusammen die vordere Kammer des unteren Sprunggelenks bilden, und die Articulatio subtalaris, die die hintere Kammer des unteren Sprunggelenks bildet (Abb. 1). Die letztere hat gewöhnlich 3 einzelne Gelenkflächen, von denen die hintere die größte ist.

Das scharnierartige obere Sprunggelenk wird medial und lateral von den Malleoli gestützt. Vorne ist die Gelenkfläche zwischen den Malleoli tastbar, während die hintere Grenze des Gelenks tief und undeutlich verläuft. Zu den Hauptbandverstärkungen des hinteren Sprunggelenks gehören das Lig. talofibulare anterius, das Lig. calcaneofibulare, das Lig. deltoideum und die Ligg. tibiofibularia. Das Lig. talofibulare anterius spannt sich über die anterolaterale Partie des oberen Sprunggelenks von der vorderen Oberfläche des Malleolus lateralis zu dem Collum tali vor der lateralen Gelenkfläche des Talus. Es verhindert eine Translation nach vorn oder eine Rotationsverschiebung des Talus, besonders in Plantarflexion. Dadurch ist es prädisponiert, bei Fußverstauchungen häufig verletzt zu werden. Das Lig. calcaneofibulare verläuft in unterschiedlichen Winkeln nach unten und hinten von der

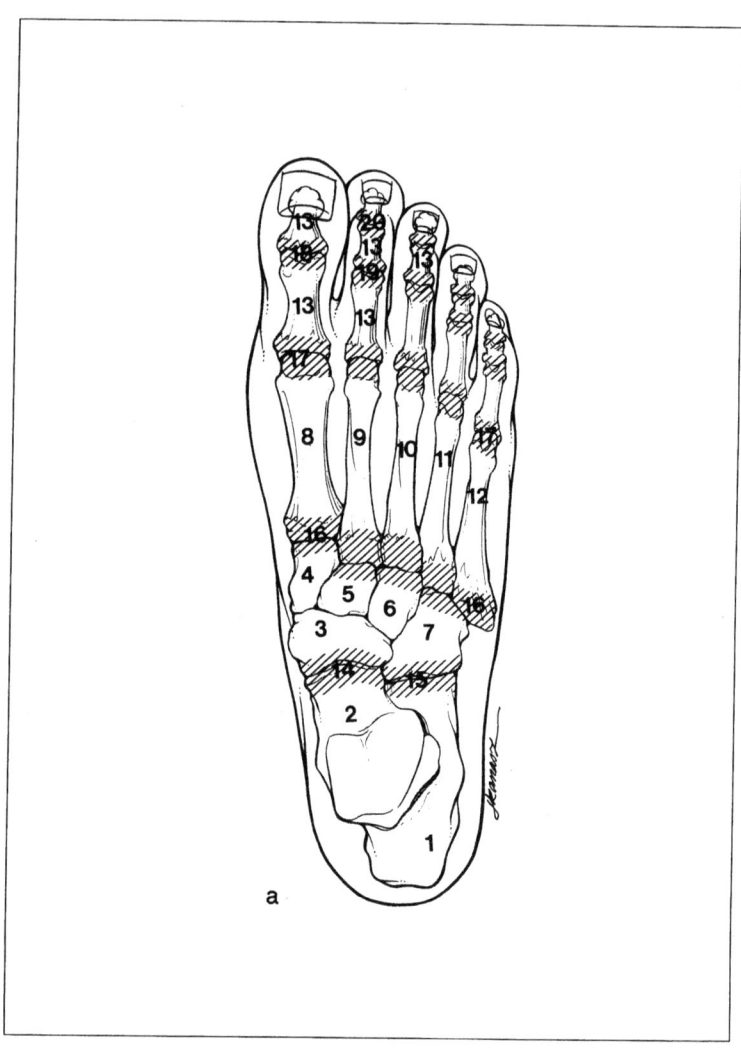

Abb. 1 a, b. Fußknochen und -gelenke. **a** Von dorsal. **b** Von lateral. *1* Kalkaneus, *2* Talus, *3* Os naviculare, *4* Os cuneiforme mediale, *5* Os cuneiforme intermedium, *6* Os cuneiforme laterale, *7* Os cuboideum, *8–12* Os metatarsale I–V, *13* Phalangen, *14* Articulatio talocalcaneo navicularis, *15* Articulatio calcaneocuboidea, *16* Articu-

Terminologie

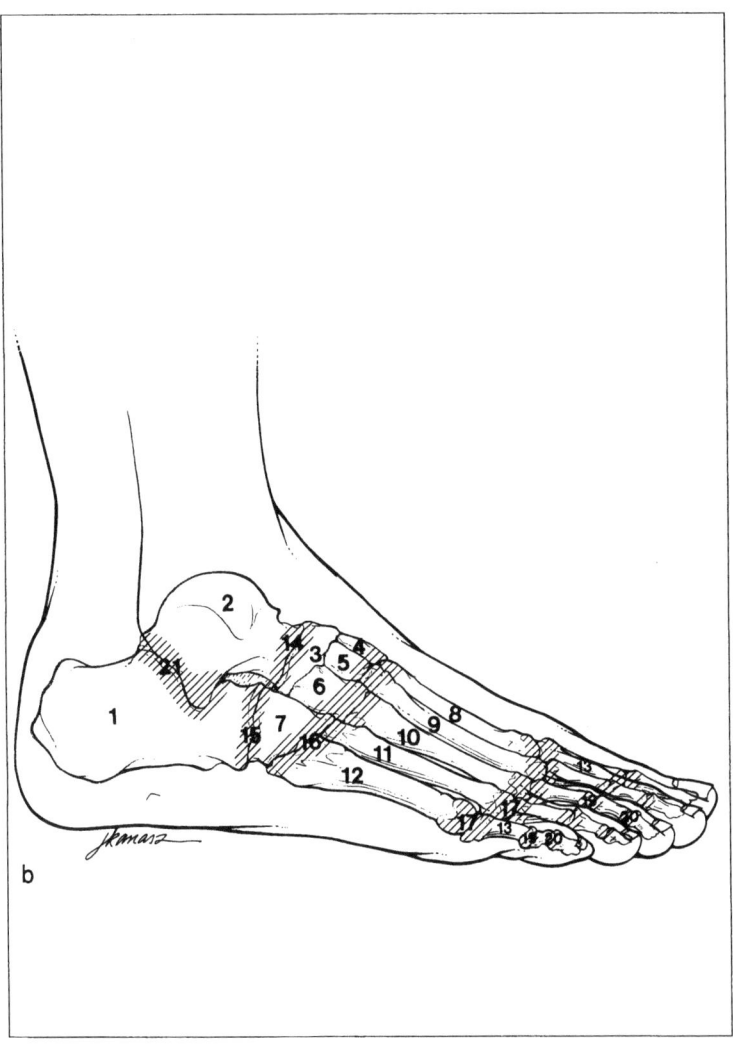

latines tarsometatarseae (TMT), *17* Articulationes metatarsophalangeae (MTP), *18* Articulatio interphalangea pedis (IP), *19* proximale Articulationes interphalangeae pedis (PIP), *20* distale Articulationes interphalangeae (DIP), *21* Articulatio subtalaris

vorderen unteren Partie der Fibula zu einem Vorsprung der seitlichen Oberfläche des Kalkaneus (Abb. 2a). Das Lig. deltoideum besteht aus mehreren Bandzügen, die sich vom Malleolus medialis zu Talus, Kalkaneus und Os naviculare ausbreiten (Abb. 2b). Die Ligg. tibiofibulares anterius und posterius sowie die Membrana interossea cruris verbinden die Fibula und die Tibia und halten so das obere Sprunggelenk zusammen.

Um Position und Bewegungsabläufe des Fußes und des oberen Sprunggelenks in einer standardisierten Weise zu beschreiben, ist ein Grundwissen notwendig über die Referenzpunkte des Fußes in den 3 Hauptebenen: sagittal, frontal und transversal (Abb. 3). Jede Position oder Bewegung kann am genauesten durch ihre Komponenten in jeder der 3 Hauptebenen beschrieben werden.

Bewegungen und Positionen der Sagittalebene

Dorsal- und Plantarflexion sind Bewegungen der Sagittalebene. Ein Fußteil, der sich, nach oben abgewinkelt, in Dorsalflexion befindet, wird als dorsalflektiert bezeichnet, und einer, der nach unten abweicht, als plantarflektiert (Abb. 4).

Bewegungen und Positionen der Frontalebene

Inversion und Eversion beschreiben die Bewegungen des dynamischen Fußes in der Frontalebene. Inversion beschreibt ein Neigen des Fußes in der Frontalebene, so daß die Fußsohle zur Mittellinie des Körpers geneigt ist. Eversion entspricht einer Neigung der Fußsohle weg von der Mittellinie. Steht ein statischer Teil des Fußes in einer invertierten Position, so wird dies als Varusstellung bezeichnet, ein evertierter Fuß als Valgusstellung (Abb. 5).

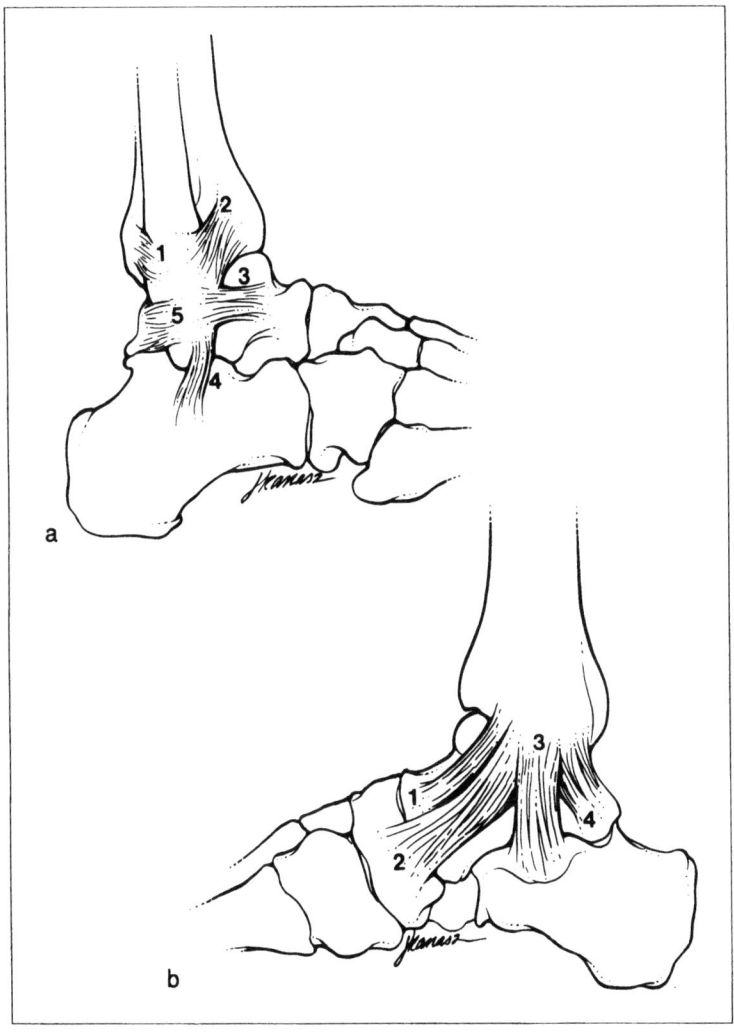

Abb. 2 a, b. Ligamente des Sprunggelenks. **a** Von lateral. *1* Lig. tibiofibulare posterius, *2* Lig. tibiofibulare anterius, *3* Lig. talofibulare anterius, *4* Lig. calcaneofibulare, *5* Lig. talofibulare posterius. **b** Von medial Teile des Lig. deltoideum): *1* Pars tibiotalaris anterior, *2* Pars tibionavicularis, *3* Pars tibiocalcanea, *4* Pars tibiotalaris posterior

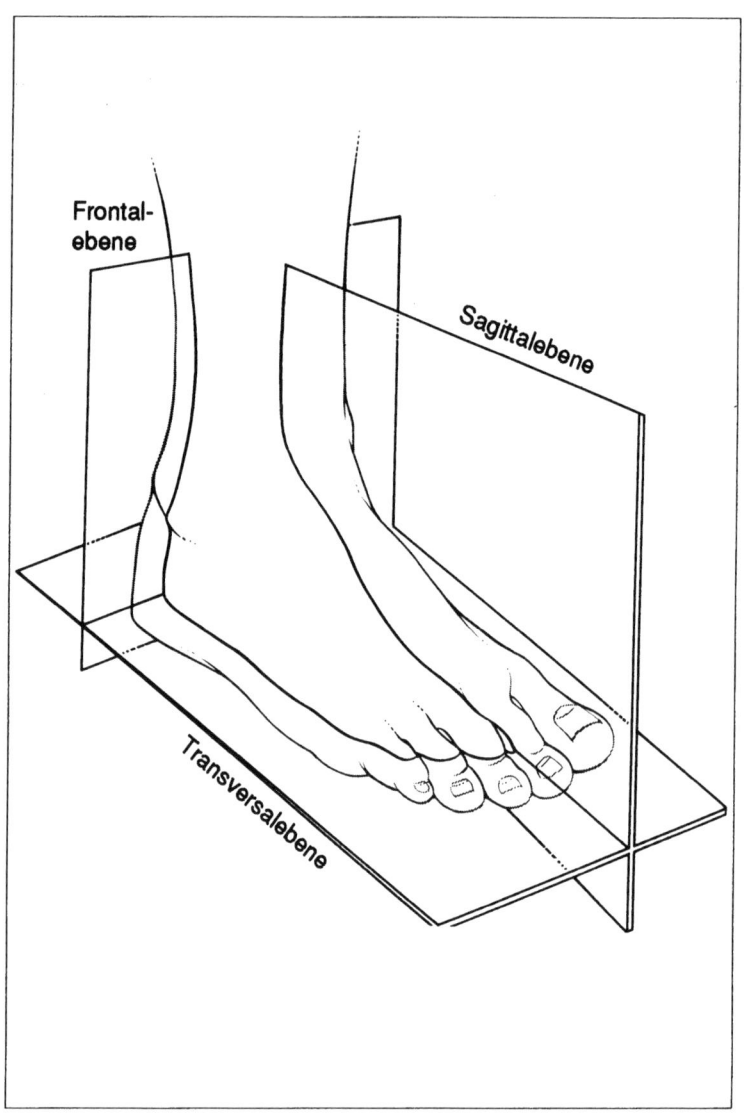

Abb. 3. Ebenen des Fußes

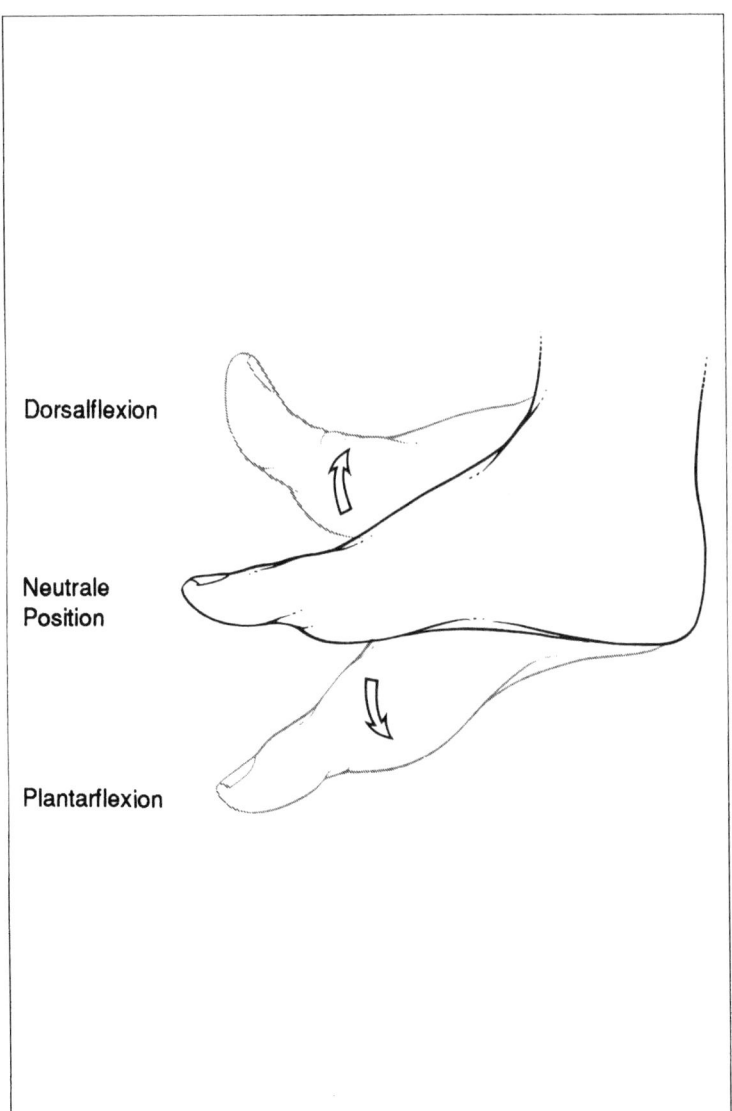

Abb. 4. Dorsalflexion – Neutralstellung – Plantarflexion

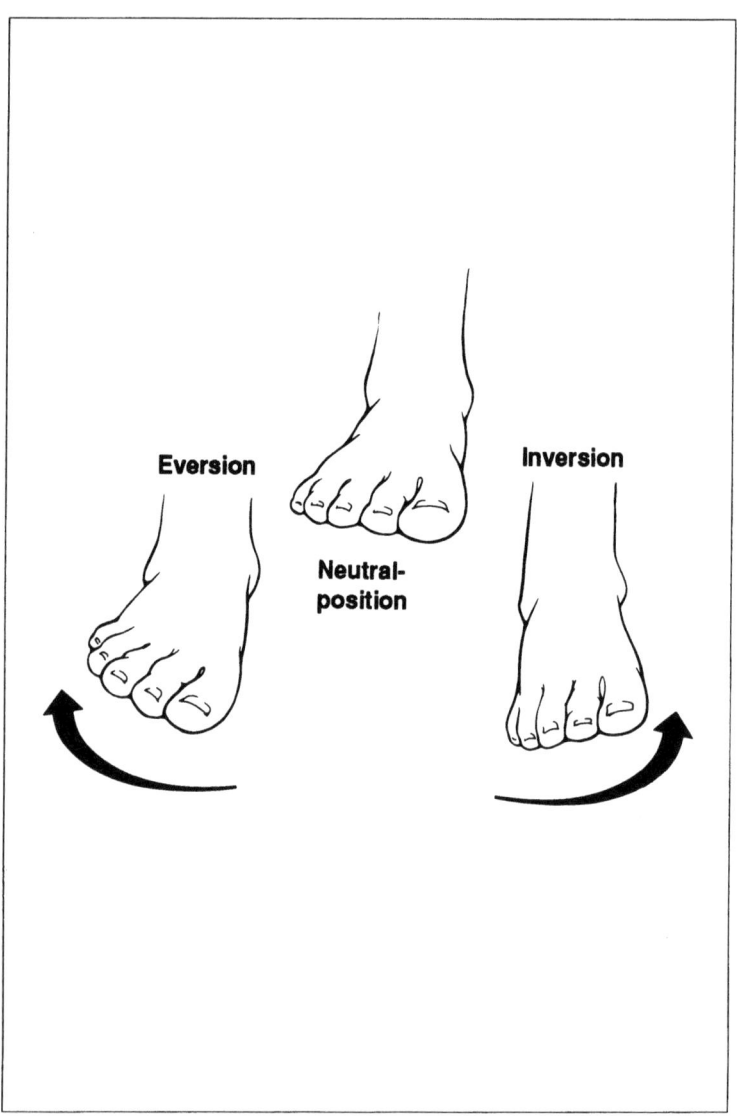

Abb. 5. Eversion - Neutralstellung - Inversion

Bewegungen und Positionen der Transversalebene

Adduktion und Abduktion beschreiben die Bewegungen in der Transversalebene. Wird der Vorfuß in bezug auf den Rückfuß in der Transversalebene zur Mittellinie hin bewegt, so bezeichnet man dies als Adduktion. Wird der Fuß in dieser Position gehalten, so ist er aduziert. Eine Abweichung des Vorfußes weg von der Mittellinie in der Transversalebene wird als Abduktion bezeichnet. In dieser Position ist der distale Teil des Fußes abduziert (Abb. 6).

Bewegungen in 3 Ebenen

Supination und Pronation beschreiben eine simultane Bewegung in allen 3 Hauptebenen. Die Supination besteht aus einer Kombination von Adduktion, Inversion und Plantarflexion des Fußes. Die Pronation, das Gegenteil, besteht aus Abduktion, Eversion und Dorsalflexion des Fußes.

Bewegungen der Hauptebene des oberen Sprunggelenks

Mit Ausnahme der Sagittalebene (d. h. Dorsal- und Plantarflexion) unterscheidet sich die verwendete Terminologie, die die Bewegungen der Hauptebene des oberen Sprunggelenks beschreibt, wesentlich von der des Fußes. Für Bewegungen in der Frontalebene des oberen Sprunggelenks bezeichnet Adduktion ein Neigen zur Mittellinie und Abduktion eine Bewegung weg von der Mittellinie. Die Bewegungen der Transversalebene sind Innen- oder Außenrotation, entsprechend proximalen Bewegungen der unteren Extremität. Diese Unterschiede in der Terminologie zwischen Fuß und oberem Sprunggelek können zu Verwirrungen führen, aber der Gebrauch dieser Begriffe ist in der Beschreibung von Sprunggelenkverletzungsmechanismen so weit verbreitet, daß diese etablierte Terminologie zum Standard geworden ist.

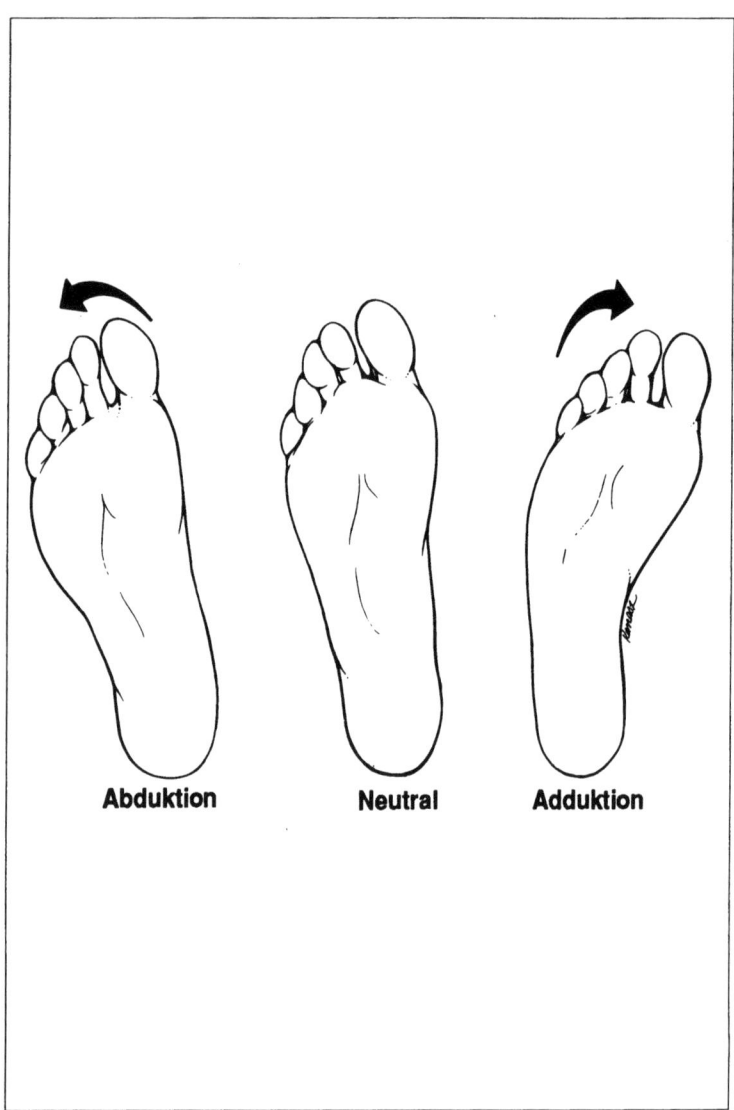

Abb. 6. Abduktion – Neutralstellung – Adduktion

2 Systematische Untersuchung von Fuß und Sprunggelenk

Nur durch eine systematische Gesamtuntersuchung beider Füße kann eine effiziente Untersuchung ohne bedenkliche Unterlassungen garantiert werden. Dieser standardisierte erste Überblick kann prädisponierende Störungen offenlegen, die anatomisch für den Patienten nicht offensichtlich in direkter Verbindung zu seinen Schmerzen stehen. Erst nach dieser essentiellen Erstuntersuchung sollte sich die weitere Beurteilung direkt auf die Beschwerden des Patienten richten. Können geläufige Symptomenkomplexe in der Anamnese erkannt werden, hilft dies, die Untersuchungen zu fokussieren und so eine schnelle, sichere Diagnose zu gewährleisten.

Erstuntersuchung

Die Erstuntersuchung beginnt mit einer Überprüfung der Schuhe des Patienten. Von der Art des Schuhs, die der Patient zur Untersuchung trägt, kann der Untersucher meist Schuhtragegewohnheiten, Symptomschwere, Ausmaß von Deformitäten sowie langfristige Erwartungen auf Heilung ablesen. Unregelmäßiges Abtragen der Schuhe führt zu Mustern in der Sohle oder dem Absatz und zur Verformung des Schuhs, so daß man wesentliche Informationen besonders über abnorme Fußmechanik erhalten kann.

Die Beine des Patienten sollten bis zum Knie freigemacht werden. Die Untersuchung beginnt im Stehen wie folgt:

1. Inspizierung der belasteten Füße von vorne und hinten,
2. Beobachtung der Gangart,
3. in besonderen Fällen: spezielle Stehtests.

Dann, während der Patient auf dem Untersuchungstisch sitzt:
4. Inspizierung im Sitzen,
5. vaskuläre Beurteilung,
6. kritische Untersuchung der Beweglichkeit,
7. zum Abschluß eine verkürzte Begutachtung der Mechanik der Frontalebene.

Die weitere Untersuchung sollte sich speziell auf die Beschwerden des Patienten konzentrieren. Druckschmerz, Beweglichkeit und Gelenkstabilität der betroffenen Region müssen beurteilt werden.

Untersuchung im Stehen

Beim stehenden Patienten werden zunächst von vorne und anschließend von hinten die Ausrichtung des Vor- und Rückfußes, lokale Deformitäten und der Zustand des Längsgewölbes beurteilt.

Gangart

Der Patient wird beim Gehen beobachtet. Obwohl der schnelle Wechsel zwischen Steh- und Schwingphase eine genaue Bewertung der Gangart mit dem bloßen Auge erschwert, sollte die Beurteilung doch eine Bewertung von Seitensymmetrie, Fußstellung, Belastungsfähigkeit des flachen Fußes, unbewußten Schonbewegungen sowie die Ablaufsequenz von Aufsetzen der Ferse, Fußsohlenbelastung, abheben der Ferse und Abheben der Zehen ermöglichen.

Stehtests

Bei Funktionsstörungen der Sehnen der Plantarflexion sollte der Patient bei 2 Tests beobachtet werden: 1.) wenn er in aufrechter Stellung beide Fersen gleichzeitig anhebt, 2.) wenn er, nur auf einem Bein stehend, bei gestrecktem Knie die Ferse anhebt (s. auch Kap. 9).

Untersuchung im Sitzen

Wenn der Patient auf dem Untersuchungstisch sitzt, können Haut- und Nagelanomalien, Hautmanifestationen von Gefäßerkrankungen sowie Bereiche von Erythemen und Schwellungen aus der Nähe betrachtet werden. Die Inspektion der Fußsohle ist ebenso wichtig wie die des Fußrückens. Muster plantarer Kallusbildung sind ein Zeichen für Bereiche mit großen vertikalen und Scherkräften und weisen dadurch auf abnorme Fußmechanik hin.

Gefäßsituation

Als nächstes sollten die Pulse der A. dorsalis pedis und der A. tibialis posterior palpiert werden. Der Puls der A. dorsalis pedis findet sich am leichtesten proximal und lateral des dorsalen Vorsprungs der Basis des Os metatarsale I und des Os cuneiforme I. Der Puls der A. tibialis posterior wird hinter dem Malleolus medialis getastet, am besten nach 1/3 der Strecke zwischen dem hinteren Malleolusrand und der medialen Kante der Achillessehne. Diese kritische Untersuchung hat Priorität vor symptomspezifischen Untersuchungen, um sie später nicht zu vergessen. Sind die Pulse nur schwach oder fehlen sie vollständig, ist eine komplette Gefäßuntersuchung einschließlich Doppler-Sonographie unerläßlich, ganz besonders dann, wenn chirurgische Eingriffe in Betracht gezogen werden.

Kritische Beurteilung der Beweglichkeit

Eine Behinderung der Beweglichkeit des oberen Sprung-, unteren Sprung- oder I. MTP-Gelenks oder eine fixierte Fehlausrichtung dieser Gelenke kann Streßphänomene und Symptome in anderen Fußteilen verursachen. Deshalb ist eine Beurteilung der Beweglichkeit dieser Gelenke ein essentieller Teil der Untersuchung der Fußmechanik.

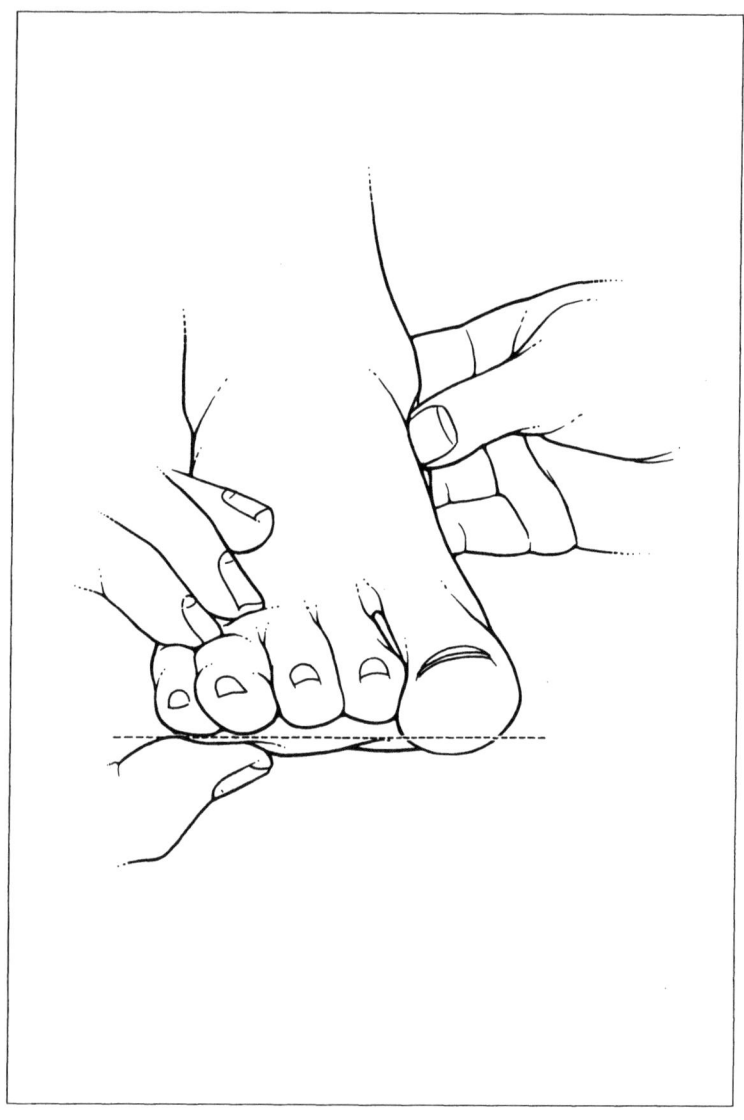

Abb. 7. Mechanik der Frontalebene: Beurteilung im Sitzen

Mechanik der Frontalebene im Sitzen

Zur optimalen Untersuchung der Mechanik der Frontalebene befindet sich der Patient in Bauchlage und der Fuß ragt frei über das Tischende hinaus. Ob diese zeitaufwendige Untersuchung notwendig ist, kann oft durch eine verkürzte Untersuchung im Sitzen während der Erstuntersuchung festgestellt werden. Durch Herunterdrücken der Articulatio talocalcaneonavicularis, wie es der Daumen des Untersuchers bestätigt, wird der Vorfuß leicht in Dorsalflexion gebracht, indem der Kopf des Os metatarsale V mit dem anderen Daumen und dem Zeigefinger gegriffen wird (Abb. 7). Die Lage der Frontalebene des Vorfußes kann dann relativ zur Achse der Tibia visuell beurteilt werden.

3 Untersuchung einzelner Systeme

Haut und Nägel

Die Unversehrtheit der schützenden Barriere, wie sie die Haut des Fußes darstellt, ist wesentlich, um ihre tragende Funktion aufrechtzuerhalten. Die Kallusbildung in den Bereichen, die hohen vertikalen und Scherkräften ausgesetzt sind, schützt gegen Blasen und Ulzera. Dieser Prozeß kann jedoch auch selbst Symptome hervorrufen, indem er z. B. Patienten mit peripheren Neuropathien für tiefe Infektionen anfällig macht. Auch viral verursachte Verrucae plantares bilden Kalluse, die teilweise nur schwierig von durch Reibung verursachten Kallusen zu unterscheiden sind (s. Tabelle 1). Weiterhin müssen alle Bereiche von Unregelmäßigkeiten der Epidermis, seien sie Symptome einer Systemerkrankung wie Psoriasis oder Lokalprobleme wie Fußpilz, beschrieben werden. Anschwellungen, Erytheme und erhöhte Hauttemperatur können Anzeichen von Zellgewebeentzündungen, Arthritis oder, im Zusammenhang mit Diabetes mellitus, einem neuropathischen Gelenk sein. Trophische Hautveränderungen werden durch eine signifikante Beeinträchtigung des peripheren Gefäßsystems oder durch eine systemische Dystrophie verursacht. Pigmentierungen unter den Malleoli treten häufig bei Störungen des venösen Systems auf, während dünne haarlose Haut mit lagebedingtem Rubor auf schlechten Zufluß von sauerstoffreichem Blut schließen läßt.

Fußnagelerkrankungen sind eine häufige Ursache von Fußbeschwerden. Die feuchte eingeengte Lage der Zehen in schlecht passenden Schuhen prädisponiert die Fußnägel für spezielle Leiden, die man an der Hand nur selten sieht. Die Nagelplatte oder auch nur der Nagel ist der sichtbare steife Teil dieses komplexen Hautanhangs. Seine weiße, sichelförmige Basis ist die Lunula. Die germinale Matrix, der

Tabelle 1. Unterscheidungsmerkmale zwischen einer normalen Schwiele und einer Verruca plantaris:

Schwiele	Verruca plantaris
Spezifisch für Bereiche mit großer Reibung	Nicht-spezifisch für Bereiche mit großer Reibung
Hautlinien durchqueren die Schädigung	Hautlinien umgehen die Schädigung
Kein Satellitenwachstum	Kann von mehreren Satellitenläsionen unterschiedlicher Größe umgeben sein
Keine petechialen Blutungen an der Basis	Zentraler Kern mit petechialen Blutungen an der Basis
Größter Schmerz durch direkten Druck	Größter Schmerz durch seitlichen Druck

proximale Teil des Nagelbetts, enthält dorsal und ventral die Nagelwurzel und heißt auch Nagelfalz. Die Haut, die den Nagelfalz überzieht, ist der Nagelwall, und die dünne Epidermis, die proximal an der Nagelplatte anliegt, ist das Eponychium. Das Nagelbett und die umliegenden Weichteile bilden das Perionychium. Das Hyponychium schließlich besteht aus der Keimschicht der Haut unter der distalen Nagelplatte (Abb. 8).

Eine Eponychia ist eine Infektion des proximalen Nagelfalzes. Paronychia bezeichnet eine Infektion des medialen und lateralen Nagelwalls, die am häufigsten durch eine distal wachsende Spitze eines Nagels verursacht wird (Abb. 9). Die Onychomykose, eine Pilzinfektion des Nagels, ist durch mehrere charakteristische Merkmale gekennzeichnet: Gelbe oder hellbraune Verfärbung, Erweichung, Zersplitterung, Verdickung, Grübchenbildung und Längsfurchung der Nagelplatte (Abb. 10).

Nerven

Eine neurologische Untersuchung ist nicht immer notwendig, aber bei bestimmten Symptomen oder systemischen Leiden ist sie angebracht. Generalisierte Neuropathien beginnen häufig in den distalen Beinen

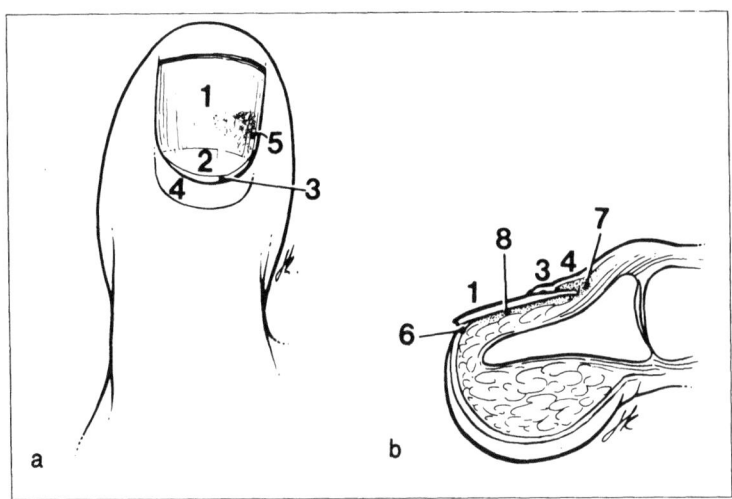

Abb. 8 a, b. Anatomie des Nagels. **a** Von dorsal. **b** Sagittalschnitt. *1* Nagelplatte (Nagel), *2* Lunula, *3* Eponychium, *4* Nagelwall, *5* Nagelfalz, *6* Hyponychium, *7* Nagelwurzel (Matrix), *8* Nagelbett

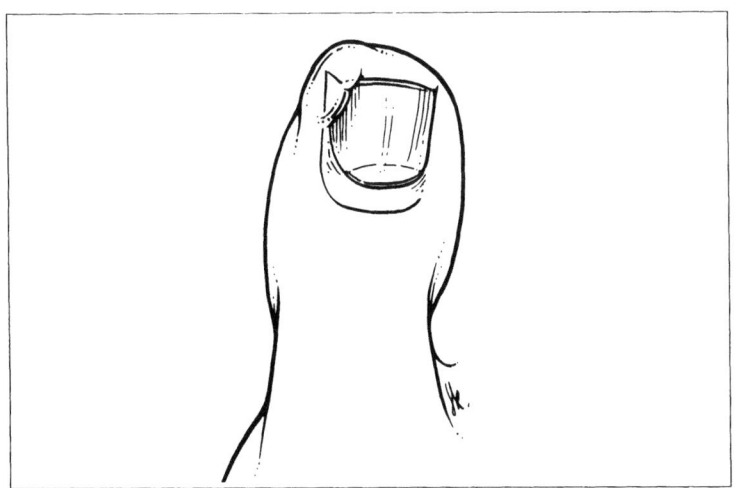

Abb. 9. Infizierter eingewachsener Nagel

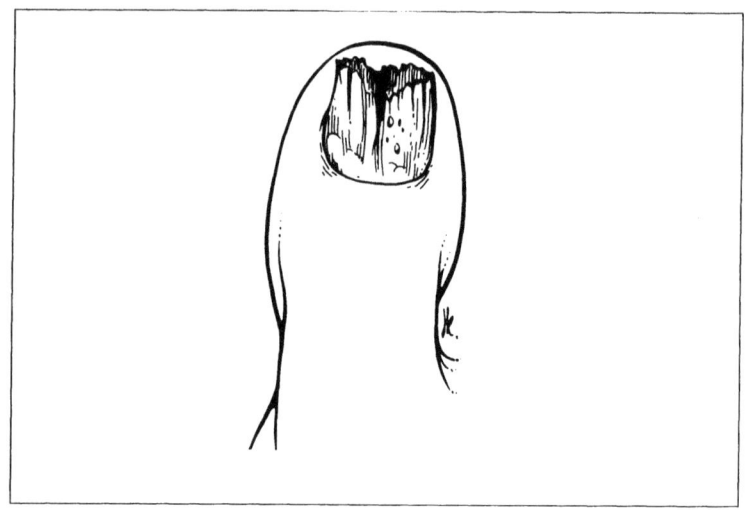

Abb. 10. Pilzinfektion des Fußnagels

mit Taubheitsgefühl, Brennen und oft hartnäckigem Nacht- und Ruheschmerz. Patienten mit peripherer Neuropathie sind fast die einzigen Patienten mit Fußbeschwerden, die beim Gehen erträglicher sind als in Ruhestellung. Bilaterales symmetrisches Fehlen des Achillessehnenreflexes, Sockenanästhesie und Verlust der Vibrationswahrnehmung sind eindeutige Anzeichen einer Erkrankung, die zu einer diffusen Schädigung der peripheren Nerven führt. Muskeltests sind bei der Untersuchung von Fußbeschwerden besonders dann angebracht, wenn es sich um Erkrankungen des ZNS oder um Prozesse bestimmter peripherer neuromuskulärer Einheiten handelt. Eingeklemmte Nerven des Beines findet man selten. Der N. peronaeus superficialis kann in Höhe des Collum fibulae abgeklemmt werden, so daß eine Empfindungsstörung der dorsalen Seite des Fußes und abgeschwächte Dorsalflexion und Eversion entstehen. Der N. tibialis posterior und seine Verästelungen können im Tarsaltunnel komprimiert werden und so eine Dysästhesie im plantaren Teil des Fußes hervorrufen. Diese Vorgänge sind beide sehr ungewöhnlich.

Nerven

Die meisten isolierten peripheren Nervenprobleme des Fußes werden durch direkte Verletzungen, gewöhnlich iatrogen, verursacht. Der N. suralis, der für die Innervation des lateralen Abschnitts des Fußes verantwortlich ist, ist besonders bei chirurgischen Eingriffen am Muskel-Sehnen-Ansatz der Achillessehnen (besonders lateral der Mittellinie), bei lateralen Eingriffen am oberen Sprunggelenk hinter und unter dem Malleolus lateralis und bei Operationen am unteren Sprunggelenk und der Articulationes calcaneocuboideae (Abb. 11) gefährdet. Die Nn. cutanei dorsales werden oft bei Eingriffen an den mittleren Fußwurzelknochen und der TMT-Region verletzt. Die Häufigkeit dieser Verletzungen kann vermindert werden, indem man transversale Inzisionen am Mittelfuß vermeidet, und indem man eine Dissektion direkt bis zum Knochen in der longitudinalen Achse des Fußes vornimmt. Chirurgische Verletzungen des N. tibialis posterior oder einer seiner Hauptarme, des N. plantaris medialis und des N. plantaris lateralis, sind ungewöhnlich. Eine iatrogene Beeinträchtigung dieser Nerven ist generell die Folge einer Druckentlastung des Tarsaltunnels (Abb. 12). Die Rr. calcanei mediales sind die am häufigsten verletzten Äste des N. tibialis posterior. Sie werden sowohl bei medialen Schnitten zum Lösen der Aponeurosis plantaris durchtrennt, als auch bei einer über die Linie der Frontalebene des Malleolus medialis weiter nach hinten ausgeweiteten Entfernung eines Fersensporns.

Noch öfter als ein direktes Trauma sind Ischämie und Einengung der Nerven durch Narbengewebeverflechtungen die Ursache postoperativer Beschwerden. Beim Entfernen einer chronischen Bursitis (bei Hallux valgus) können Veletzungen der Nn. digitales dorsales pedis vorkommen. Der N. hallucis lateralis ist der am häufigsten verletzte dorsale Nerv der großen Zehe und verursacht selten starke Symptome. Verletzungen seines plantaren Gegenstücks, des N. plantaris medialis, können allerdings oft zu starken Symptomen führen (Abb. 12). Dieser Nerv, der das proximale Ende des medialen Sesambeins kreuzt, bevor er distal die medialen und plantaren Partien der großen Zehe innerviert, kann durch eine mediale Sesamoidektomie oder eine Schließung der Kapsel des I. MTP-Gelenks beschädigt werden. Eine Verletzung des N. digitalis plantaris kann eine Hypersensitivität unter dem Caput des

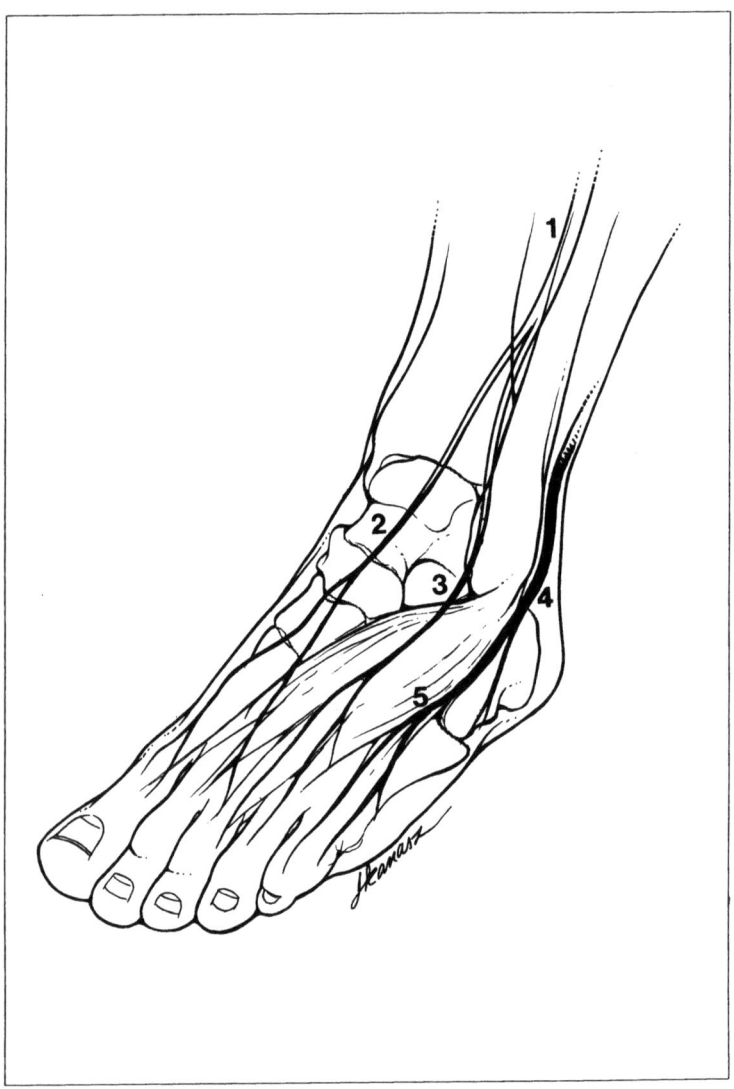

Abb. 11. Nerven von dorsolateral. *1* N. peronaeus superficialis, *2* N. cutaneus dorsalis medialis, *3* N. cutaneus dorsalis intermedius, *4* N. suralis, *5* N. cutaneus dorsalis lateralis

Nerven 25

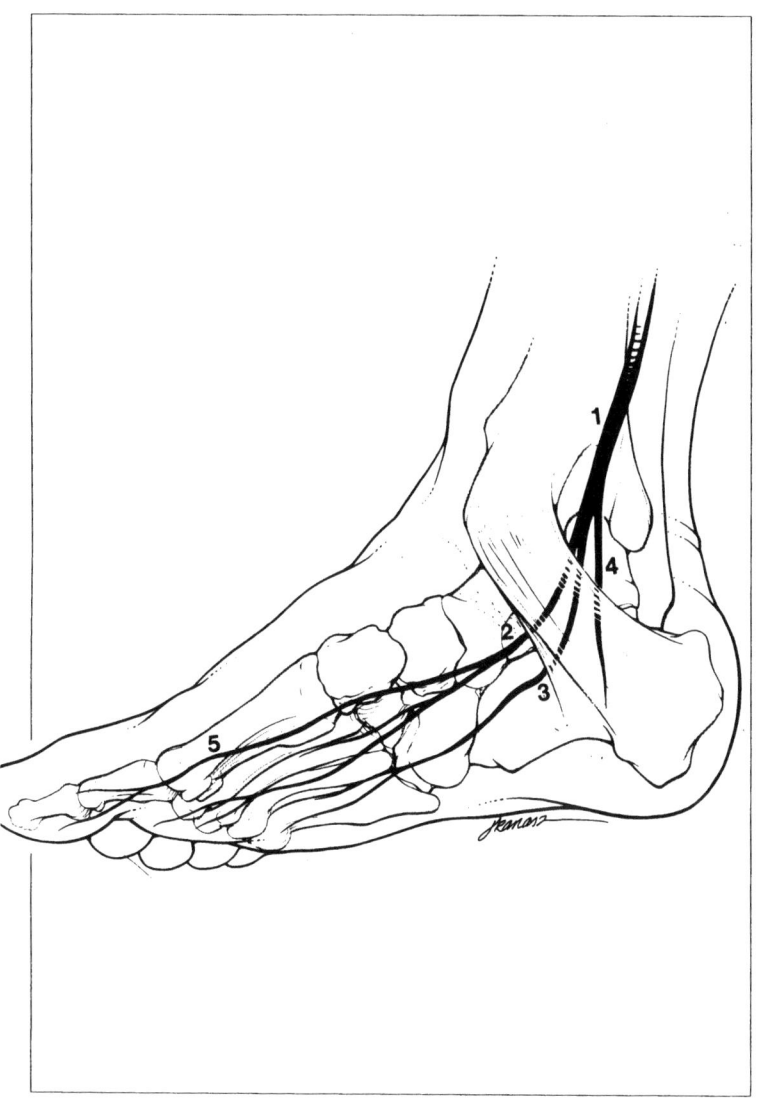

Abb. 12. Nerven von plantar-medial. *1* N. tibialis, *2* N. plantaris medialis, *3* N. plantaris lateralis, *4* n. calcanei medialis, *5* N. digitalis plantaris

Os metatarsale I verursachen, so daß der Patient jede Gewichtsbelastung des medialen Vorfußes vermeidet.

Bei allen Patienten mit anhaltenden Schmerzen nach vorangegangener Fußoperation sollte nach Anzeichen peripherer Nervenverletzungen gesucht werden. Zu diesen Anzeichen gehören: bedeutende Hauthypersensitivität in der Gegend des ursprünglichen Schnittes, extremer lokaler Druckschmerz im Bereich des beschädigten Nervs und durch Perkussion verursachte distale Parästhesien. Distal des Schnittes kann Gefühllosigkeit nachgewiesen werden, die sich auf die spezifische Verteilung des verletzten Nervs beschränkt.

Muskeln und Sehnen

Sehnenentzündung, Sehnenscheidenentzündung und Insertionstendopathie verursachen häufig Schmerzen der Rückfußweichteile. Um diese Leiden zu erkennen, ist ein Basiswissen der lokalen Anatomie unbedingt notwendig. Dazu gehören die anatomischen Verhältnisse der betroffenen Sehnen, die Funktionen der einzelnen Muskeln und der Anteil jedes einzelnen Muskels am normalen Gang (Abb. 13).

M. gastrocnemius, M. soleus und Achillessehne

Die Plantarflexion im Sprunggelenk wird durch den Muskelkomplex aus M. gastrocnemius und M. soleus, dessen Sehnen sich zur Achillessehne an der plantaren Hälfte des hinteren Kalkaneus vereinen, hervorgerufen. Diese Muskelgruppe hat ihre Hauptaktivität in der Phase zwischen Fersenablösung und Zehenablösung, wo sie einen Abstoß in der Stemmphase erzeugt. Manuelle Tests zur Bestimmung der Kraft der M.-gastrocnemius-M.-soleus-Gruppe sind unzuverlässig, da selbst bei signifikanter Schwäche der Widerstand des Untersuchers leicht bezwungen werden kann. Ein Seitenvergleich von Ermüdbarkeit nach wiederholtem einbeinigem Anheben der Ferse ist die beste Methode, auch leichte Schwächen zu identifizieren.

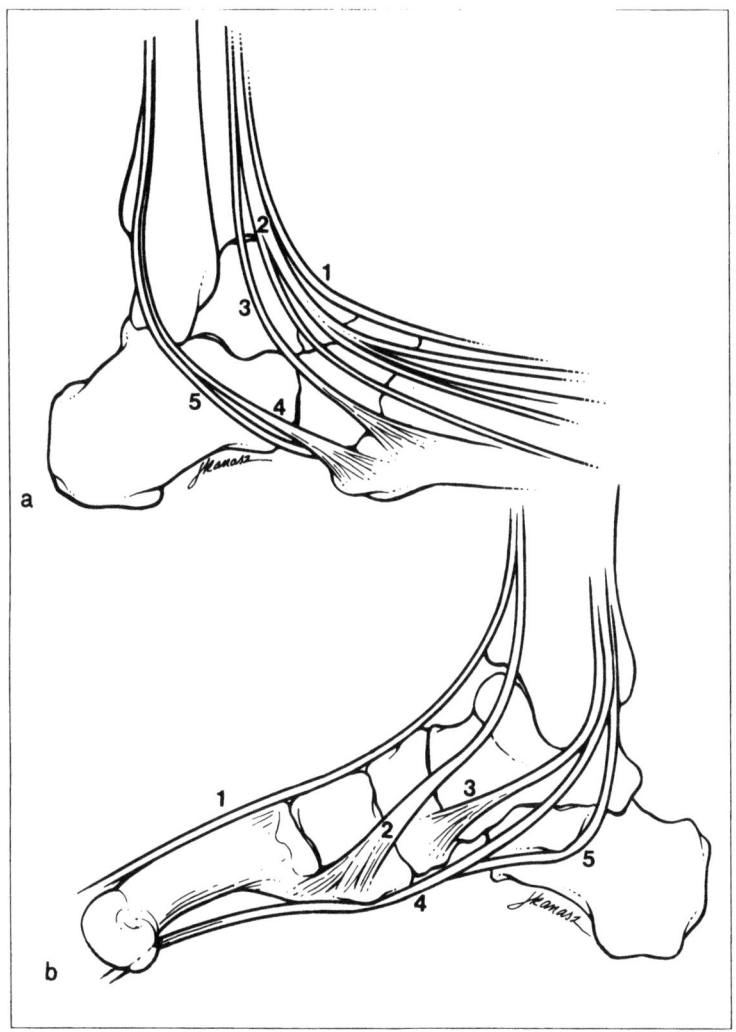

Abb. 13 a, b. Fußsehnen. **a** Von lateral. Sehne des *1* M. extensor hallucis longus, *2* M. extensor digitorum longus, *3* M. peronaeus tertius, *4* M. peronaeus brevis, *5* M. peronaeus longus. **b** Von medial. Sehne des *1* M. extensor hallucis longus, *2* M. tibialis anterior, *3* M. tibialis posterior, *4* M. flexor digitorum longus, *5* M. flexor hallucis longus

M. tibialis posterior

Der M. tibialis posterior beginnt tief in der Wade an der hinteren Tibia und der Membrana interossea cruris. Im distalen Drittel der Wade liegt die Sehne des M. tibialis posterior direkt hinter der subkutanen posteromedialen Kante der Tibia und folgt ihr zur Spitze des Malleolus medialis. Distal des Malleolus verläuft sie direkt zur Tuberositas ossis navicularis, ihrem Hauptansatzpunkt. Zusätzlich finden andere Teile der Sehne ihren Ansatz an der plantaren Seite einiger Mittelfußknochen. Der M. tibialis posterior kehrt den Fuß einwärts und verursacht die Plantarflexion. Beim normalen Gang ist er in der mittleren Phase am meisten aktiv, um zu vermeiden, daß der Fuß über die neutrale Stellung hinaus nach außen gekehrt wird [1]. Um den Muskel isoliert manuell zu testen, prüfen wir in pronierter Fußstellung den Widerstand gegen die Inversion des Fußes.

M. tibialis anterior

Der M. tibialis anterior entspringt im vorderen Bein, kreuzt das Sprunggelenk anteriomedial und inseriert am Os cuneiforme mediale und der Basis des Os metatarsale I. Er ist der hauptverantwortliche Muskel für die Dorsalflexion von Fuß und Sprunggelenk. Die Aktivität dieses Muskels beim normalen Gang besteht aus 2 Phasen. Die Aktivitätshöhepunkte bestehen bei der Zehenablösung, um sicherzustellen, daß der Vorfuß in der Schwungphase den Boden nicht berührt, und beim Fersenkontakt, um den Fuß zu verlangsamen [1]. Diese Verzögerung ist ein Resultat exzentrischer Kontraktionen, die verhindern, daß der Vorfuß auf den Boden aufschlägt. In der mittleren Schwungphase und der mittleren Stemmphase ist die Aktivität des M. tibialis anterior minimal. Der Muskel wird durch den Widerstand gegen die Dorsalflexion des Fußes und Palpieren der Sehne vor und lateral des Malleolus medialis getestet.

Muskeln und Sehnen

M. peronaeus longus und M. peronaeus brevis

M. peronaeus longus und M. peronaeus brevis beginnen an der lateralen Wade und verlaufen hinter dem Malleolus lateralis, wobei der M. peronaeus longus gewöhnlich weiter außen liegt als der M. peronaeus brevis. Distal zieht der M. peronaeus longus hinter dem M. peronaeus brevis auf die Fußsohle zu und dringt durch eine inferiolaterale Furche des Os cuboideum in den tiefen Bereich der Sohle ein. An der plantaren Oberfläche liegt die Sehne des M. peronaeus longus direkt an den Ossa cuneiformia. Ihr Hauptansatzpunkt ist die laterale Partie der juxtaartikulären Basis des Os metatarsale I. Dadurch wird der M. peronaeus longus nicht nur ein starker Muskel zur Eversion des Fußes, sondern auch der Hauptmuskel zur Plantarflexion des 1. Strahls. Beim normalen Gang liegt der Aktivitätshöhepunkt des M. peronaeus longus in der mittleren Stemmphase, wo er den Fuß am Bein stabilisiert, indem er die Aktivität des M. tibialis posterior ausgleicht [1]. Die Plantarflexion des 1. Strahls gegen Widerstand ist die beste Methode, die Funktion des M. peronaeus longus zu testen

Der M. peronaeus brevis, der den gleichen Ursprung hat wie der M. peronaeus longus, verläuft auf der Höhe des Malleolus lateralis tiefer als dieser. Weiter distal kreuzt er anterior zum M. peronaeus longus die laterale Partie des Kalkaneus und hat seinen Ansatz an der Basis des Os metatarsale V. Sein Aktivitätsrhythmus beim normalen Gang gleicht dem des M. peronaeus longus. Im Widerstand gegen Eversion ist die Sehne einfach zu palpieren, und die Muskelstärke kann getestet werden.

Muskulatur innerhalb des Fußes

Viele einzelne Muskeln sind Teil der inneren Fußmuskulatur. Ihre Muskelaktivität, die ihr Maximum im 2. Teil der Stemmphase erreicht, stabilisiert i. allg. das untere Sprunggelenk (Articulatio talocalcaneonavicularis und Articulatio subtalaris) und beteiligt sich am Fußabstoß [1]. Eine Schwäche der inneren Fußmuskulatur, z. B. wegen einiger Neuropathien, kann zu Krallenzehen führen.

Gelenkverbindungen

Die kritische Bewegung des Fußes entsteht in 3 Gelenken: dem I. MTP-Gelenk, dem unteren Sprunggelenk (Articulatio subtalaris) und dem queren Fußwurzelgelenk (Articulatio tarsi transversa) und dem oberen Sprunggelenk. Die kleineren MTP-Gelenke und die TMT-Gelenke, v. a. das I., IV. und V., tragen zwar auch einen wesentlichen Anteil bei, spielen aber eine untergeordnete Rolle.

I. MTP-Gelenk

Im normalen I. MTP-Gelenk können Bewegungen in 2 Ebenen stattfinden, und zwar in der Sagittal- und in der Transversalebene. Eine Rotationsbewegung (der Frontalebene) wird normalerweise durch ein Ineinandergreifen der Sesambeine mit dem sagittalen Vorsprung der plantaren Partie des Köpfchens des Os metatarsale I verhindert. Die gemessene passive Dorsal- und Plantarflexion des MTP-Gelenks I. ist hochgradig von der oberen Sprunggelenkposition abhängig. Bei Plantarflexion des oberen Sprunggelenks wird häufiger eine höhere passive Dorsalflexion des MTP-Gelenks beobachtet als bei Neutralstellung des oberen Sprunggelenks; außerdem ist sie wesentlich von der Entspannung des M. flexor hallucis longus abhängig. Das Ausmaß der Streckung der Großzehe mit dem oberen Sprunggelenk in Neutralstellung ist wohl mehr ein Zeichen der Dehnbarkeit des M. flexor hallucis longus als tatsächlicher Beweglichkeit des MTP-Gelenks I. Aus diesem Grund sollte sowohl die passive als auch die aktive Dorsalflexion im Verhältnis zur Länge des Os metatarsale I gemessen werden, und zwar zuerst mit dem Fuß in ruhender Plantarflexion und dann mit dem Sprunggelenk in Neutralstellung (Abb. 14). Die Dorsalflexion der

Abb. 14 a–c. Streckung der Großzehe bei unterschiedlicher Position des oberen Sprunggelenks. **a** In ruhender Plantarflexion. **b** In Neutralstellung – ungespannte Sehne des M. flexor hallucis longus, **c** In Neutralstellung – gespannte Sehne des M. flexor hallucis longus

Gelenkverbindungen

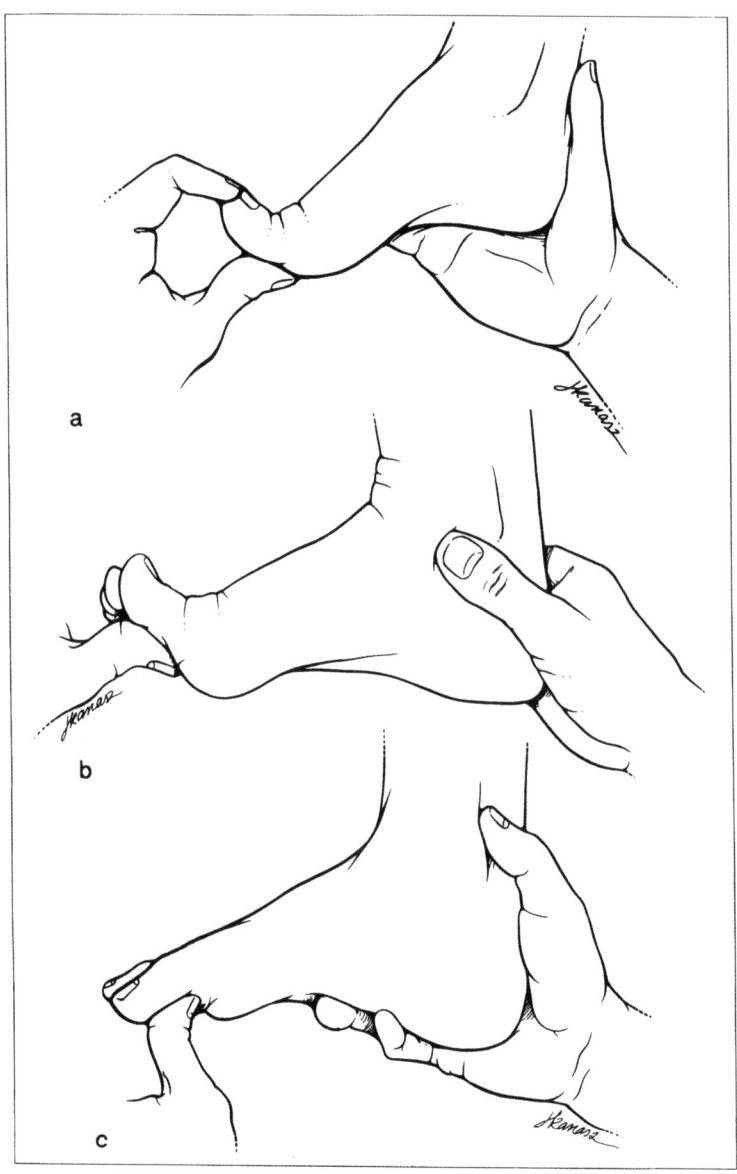

a

b

c

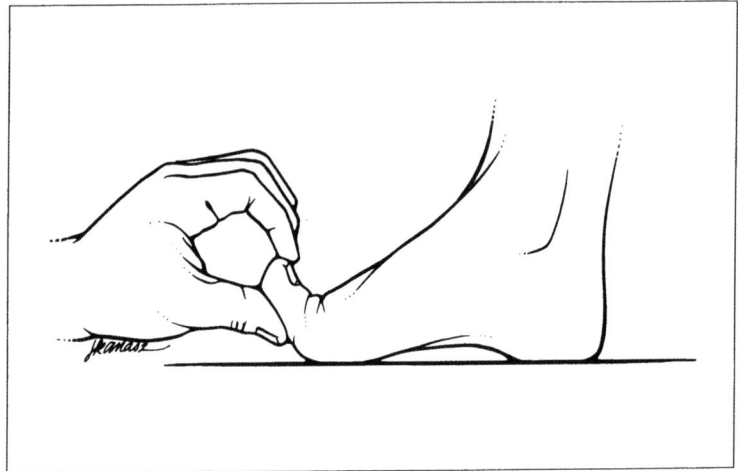

Abb. 15. Streckung der Großzehe, vom Boden gemessen

Großzehe kann auch relativ zur Ebene des Bodens gemessen werden, wenn der Fuß flach auf dem Boden steht und sich das obere Sprunggelenk in neutraler Position befindet (Abb. 15). Um Verwirrung zu vermeiden, ist es wichtig anzugeben, welche Meßtechnik benutzt wurde.

Wenn man die Plantarflexion des Hallux untersucht, sind ähnliche Bedenken über die Sprunggelenkposition angebracht, da ein angespannter M. extensor hallucis longus die plantare Bewegungsfreiheit des Hallux einschränkt, wenn das Sprunggelenk sich in einer Plantarflexion befindet. Deshalb ist es wiederum wichtig, die Sprunggelenkposition anzugeben, wenn man diese Bewegung beschreibt (Abb. 16).

Eine passive Abduktion und Adduktion des Hallux wird relativ zur zentralen Achse des Os metatarsale I dokumentiert.

Abb. 16 a–c. Beugung der Großzehe bei unterschiedlicher Position des oberen Sprunggelenks. **a** In Neutralstellung. **b** In Plantarflexion – ungespannte (normale) Sehne des M. extensor hallucis longus. **c** In Plantarflexion – gespannte Sehne des M. extensor hallucis longus

Gelenkverbindungen

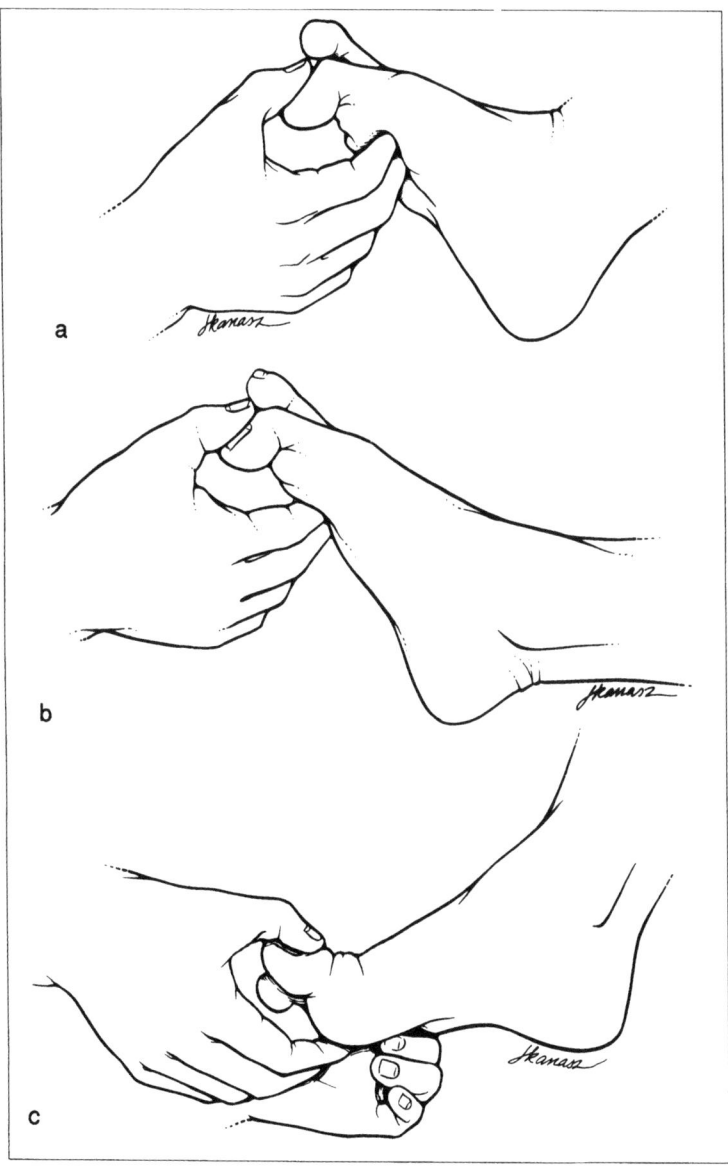

Articulatio tarsi transversa und Articulatio subtalaris

Bewegungen des Fußes in der Frontal- und Transversalebene geschehen hauptsächlich durch den Gelenkkomplex aus Articulatio tarsi transversa und Articulatio subtalaris. Die zusammenhängende Funktion dieser Gelenke wird durch den dramatischen Bewegungsverlust des gesamten Gelenks bewußt, wenn nur eines der 3 Gelenke von Ankylose befallen ist. In der Stemmphase ermöglicht eine Bewegung dieses Gelenkkomplexes dem Fuß, den Druck des Fersenkontakts zu absorbieren, und stellt eine stabile Basis für die mittlere Stemmphase und einen steifen Hebelarm für den Abstoß dar. Die Anfangsbeurteilung dieses Gelenkkomplexes beginnt mit einer Inspektion der Ausrichtung im Stehen. Eine signifikante Abweichung von einer normalen 5–10°-Valgusstellung des Rückfußes in Relation zur Tibia sollte festgehalten werden. Eine Beurteilung subtalarer Bewegung ist schwierig. Eine Rotationsbewegung des Talus in der Malleolengabel kann einen falschen Eindruck von subtalarer Beweglichkeit vermitteln, selbst in Fällen von solider subtalarer Arthrodese. Eine Dorsalflexion des Fußes, um den Talus in der Gelenkgabel festzuhalten, mag dieses Problem beheben, aber in dieser Stellung hält eine gespannte Achillessehne auch die Articulatio subtalaris fest, so daß auch eine normale Articulatio subtalaris unbeweglich wird. Ob subtalare Beweglichkeit überhaupt vorhanden ist, kann dadurch ermittelt werden, daß man einige Finger auf die Gelenklinie der Facies posterior legt und eine Verschiebung des Kalkaneus im Verhältnis zum Talus palpiert, während man den Fuß invertiert und evertiert (Abb. 17 a). In schwierigen Fällen sollte der Patient in Bauchlage mit über den Behandlungstisch herausragenden Füßen untersucht werden. Durch vorsichtige Dorsalflexion des Vorfußes mit der freien Hand und gleichzeitige Stabilisierung des Kalkaneus mit der untersuchenden Hand, kann der Untersucher Inversion und Eversion des Kalkaneus im Verhältnis zur Mittelachse der Wade beurteilen (Abb. 17 b). Der Bewegungsspielraum im Bereich der Articulatio tarsi transversa kann nur ungefähr beurteilt werden. Mit einem Finger an der medialen Partie der Articulatio talocalcaneonavicularis

Gelenkverbindungen

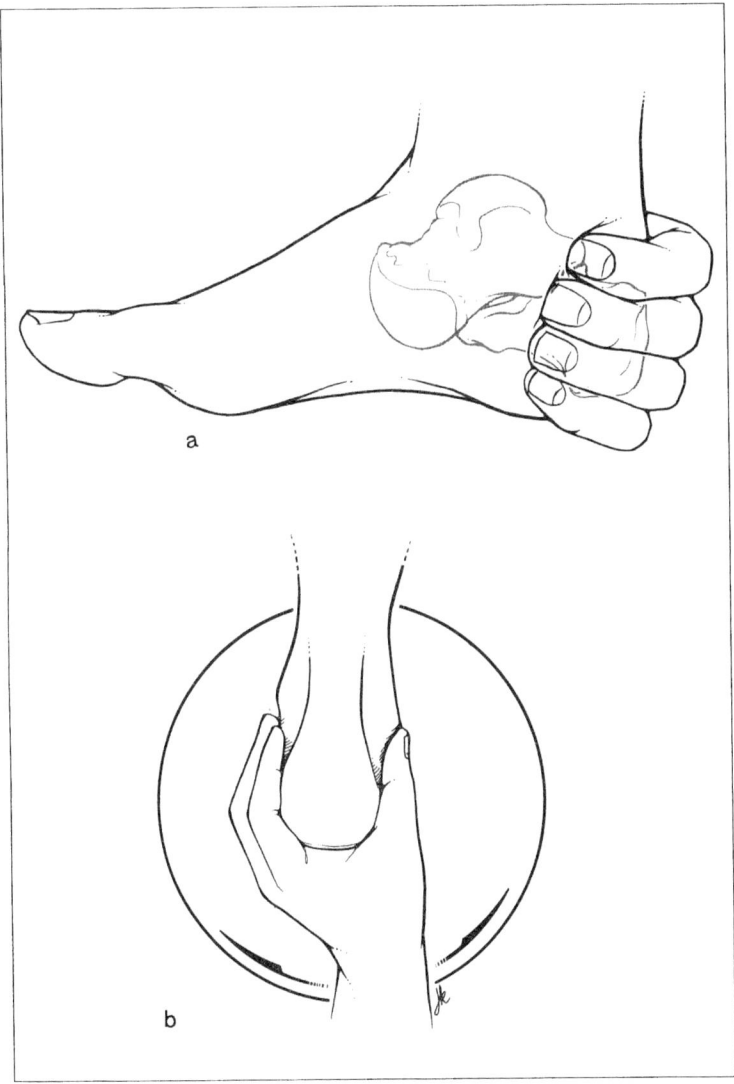

Abb. 17 a, b. Inversion-Eversion des Kalkaneus. **a** Finger auf dem Gelenkspalt der Articulatio subtalaris. **b** Beurteilung in Bauchlage

kann die relative Beweglichkeit des Os naviculare palpiert werden, während der Fuß wiederholt proniert und supiniert wird.

Die aktive Beweglichkeit des Komplexes von Articulatio tarsi transversa und Articulatio subtalaris kann durch den beidseitigen Fersenhebetest beurteilt werden. Eine fehlende Inversion des Kalkaneus deutet entweder auf den Verlust einer Motorfunktion (d.h. des M. tibialis posterior) oder einen steifen Gelenkkomplex hin.

Der Verlust von Beweglichkeit in diesem Gelenkkomplex bei einem Jugendlichen oder jungen Erwachsenen, besonders zusammen mit chronischem, aktivitätsbedingtem Schmerz im oberen Sprunggelenk oder Rückfuß, deutet sehr auf eine tarsale Verschmelzung hin. Fehlt eine vollständige Segmentierung der Ossa tarsi des Rückfußes, so verursacht dies entweder eine knöcherne oder eine fibröse Verschmelzung, die die Gelenke zusammenhält. Die häufigsten Verschmelzungen bestehen zwischen dem vorderen Vorsprung des Kalkaneus und dem lateralen Os naviculare oder zwischen Talus und Kalkaneus, am häufigsten in der Region der mittleren Gelenkfläche.

Oberes Sprunggelenk

Das obere Sprunggelenk ist ein Scharniergelenk mit nur $1°$ Bewegungsfreiheit und Dorsal- und Plantarflexion in der Sagittalebene. Obwohl das Gesamtbewegungsausmaß des oberen Sprunggelenks bei normalem Gang klein ist, kann sein Verlust, besonders im Bereich der Dorsalflexion, wesentliche mechanische und funktionelle Folgen haben. In der mittleren Stemmphase verursacht ein Verlust der Dorsalflexion eine verfrühte Zehenablösung, da der Fuß nicht in Sohlenkontakt bleiben kann, sobald die sich nach vorne bewegende Tibia die Grenze der Dorsalflexion der Articulatio talocruralis überschreitet. Eine Dorsalflexion wird gewöhnlich entweder von einem kontrahierten M. gastrocnemius oder einer Arthritis des Sprunggelenks mit nach vorne hervortretendem Knochensporn behindert. Ein Vergleich zwischen der passiven Dorsalflexion des Sprunggelenks mit dem gebeugten und gestreckten Knie hilft, die Ursache der Behinderung zu unterscheiden.

Gelenkverbindungen

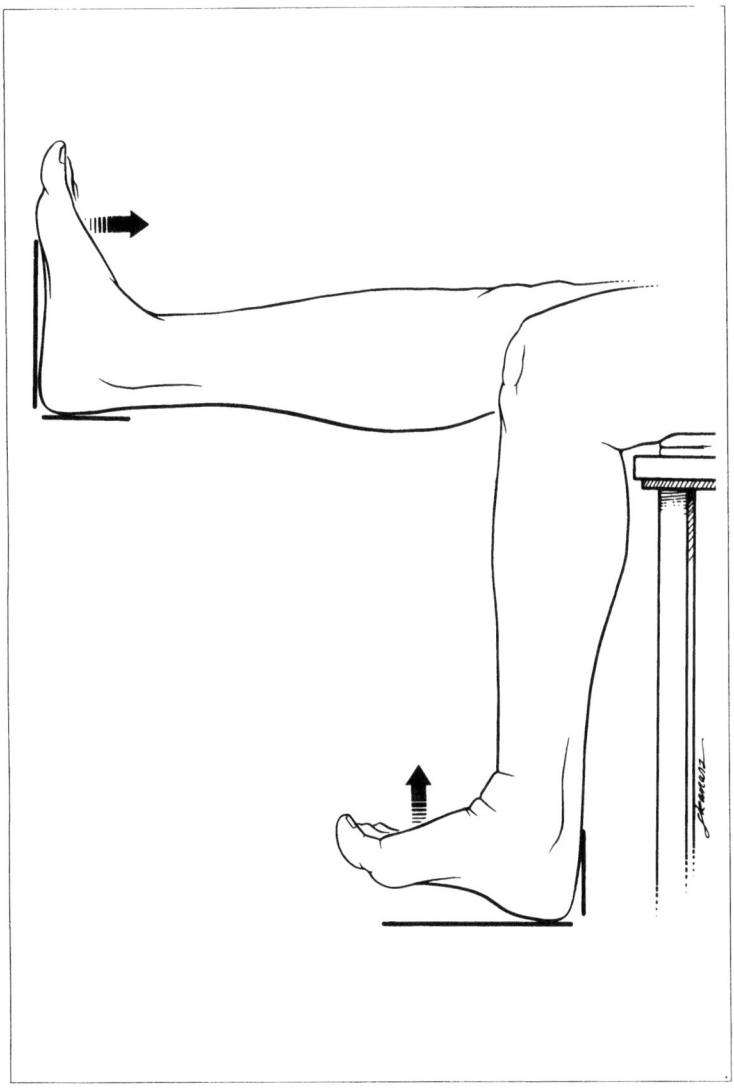

Abb. 18. Dorsalflexion des oberen Sprunggelenks bei gestrecktem und bei gebeugtem Knie

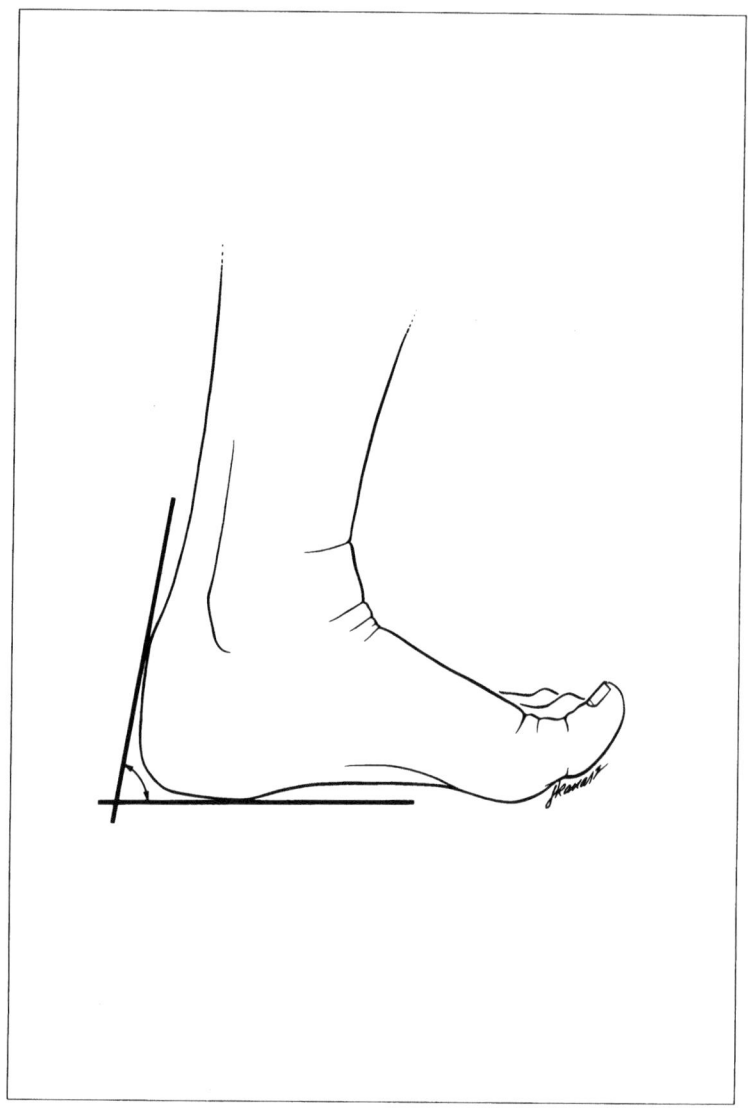

Abb. 19. Dorsalflexion des oberen Sprunggelenks, zum Fersenpolster gemessen

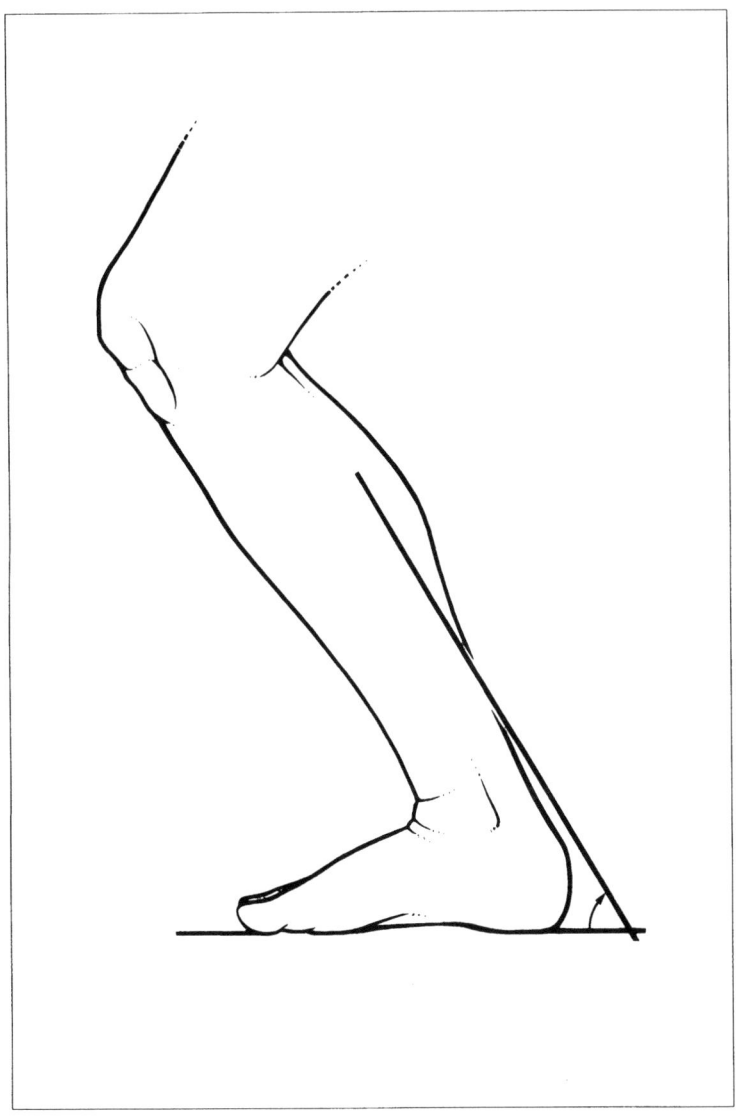

Abb. 20. Dorsalflexion des oberen Sprunggelenks mit dem Fuß flach auf dem Boden

Eine signifikante Zunahme der Dorsalflexion bei gebeugtem Knie ist ein starkes Anzeichen dafür, daß der M. gastrocnemius und ein nicht intraartikulärer pathologischer Befund der limitierende Faktor ist (Abb. 18). Subtalare Hypermobilität kann ein gespanntes Fersenband durch verstärkte Rückfußeversion ausgleichen. Beim Erwachsenen wird das in Fällen von ausgeprägtem Pes planovalgus beobachtet. Ob eine gespannte Achillessehne zu dieser Mißbildung beiträgt oder von ihr verursacht wird, ist unklar. Bei diesen Patienten kann der kontrahierte M. gastrocnemius dargestellt werden, indem man die passive Dorsalflexion des oberen Sprunggelenks vergleicht, und zwar zuerst mit dem Kalkaneus, der manuell in Neutralstellung festgehalten wird und sich dann ungehindert nach außen dreht.

Ein Verlust der Dorsalflexion aufgrund eines intraartikulären pathologischen Befundes oder einer Sprunggelenkarthrodese kann durch Hypermobilität der Articulatio tarsi transversa ausgeglichen werden. Es ist schwierig, visuell zwischen wirklicher Dorsalflexion des oberen Sprunggelenks und dorsaler Translation in der Articulatio tarsi transversa zu unterscheiden. Es ist zwar wegen Weichteilverschiebungen etwas ungenau, den Bogen in der Sagittalebene zwischen der Achse der Tibia und den Fußsohlenflächen des Fersenpolsters zu messen, dennoch ist dies die beste Möglichkeit, die tatsächliche Beweglichkeit des oberen Sprunggelenks zu bewerten (Abb. 19). Der Untersucher kann die gesamte, funktionelle, passive Dorsalflexion des Rückfußes, einschließlich kompensierender Beweglichkeit, bestimmen, indem er den Winkel zwischen der Sagittalebene der Tibia und dem Boden bestimmt, während der Patient sein Bein nach vorne drückt und die Fußsohle gleichzeitig flach auf dem Boden behält (Abb. 20). Um Mißverständnissen vorzubeugen, sollte die Meßtechnik in jeder Dokumentation angegeben werden.

4 Bewertung der Mechanik der Frontalebene

Bei Versteifung führen Abweichungen von der normalen Ausrichtung des Fußes in der Frontalebene oft zu ausgleichenden Fehlstellungen der nicht betroffenen Anteile des Fußes.

Definitionen der Fußstellungen:

Pes valgus (Knickfuß):
– Vorfuß abduziert und proniert
– Rückfuß/Kalkaneusvalgusstellung

Pes varus (Klumpfuß):
– Vorfuß adduziert und supiniert
– Rückfußvarusstellung

Pes cavus (Hohlfuß):
– Vorfuß adduziert und proniert
– Rückfußvarusstellung

Pes planus (Plattfuß):
– Vorfuß dorsalflektiert und leicht supiniert
– Rückfußvalgusstellung

Die am häufigsten beobachteten Kombinationen sind Vorfuß proniert und Rückfuß varus, also ein Pes excavatus, und Rückfuß valgus mit ausgleichendem Vorfuß spiniert, also ein Pes planus. Mit der Zeit fixieren sich gewöhnlich flexible ausgleichende Deformitäten. Diese Anomalien verursachen oft Streßfolgeerscheinungen (d.h. Sehnenentzündungen und Streßfrakturen), Druckprobleme der Fußsohle und manchmal Knochenbeeinträchtigungen (z. B. ein Druck des Kalkaneus gegen die Fibula bei stark ausgeprägtem Pes valgus). Die Diagnose und Beurteilung versteifter und flexibler Komponenten ist wesentlich

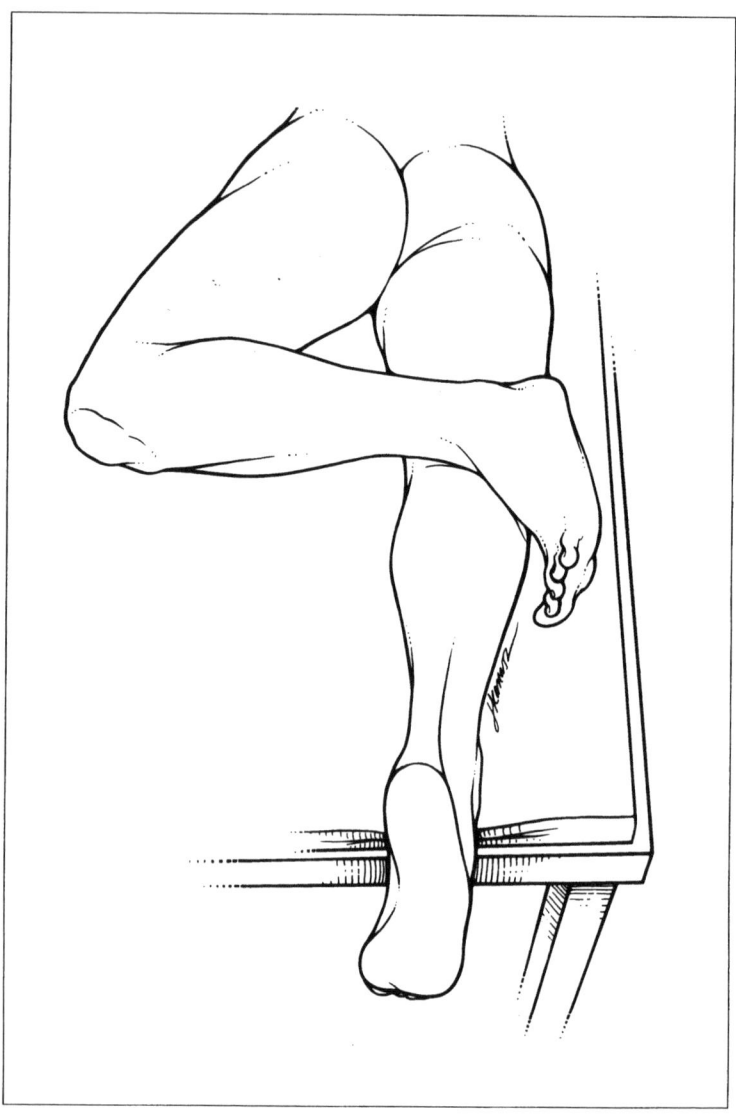

Abb. 21. Lage des Patienten zur Beurteilung der Fußmechanik

Definition der neutralen Position

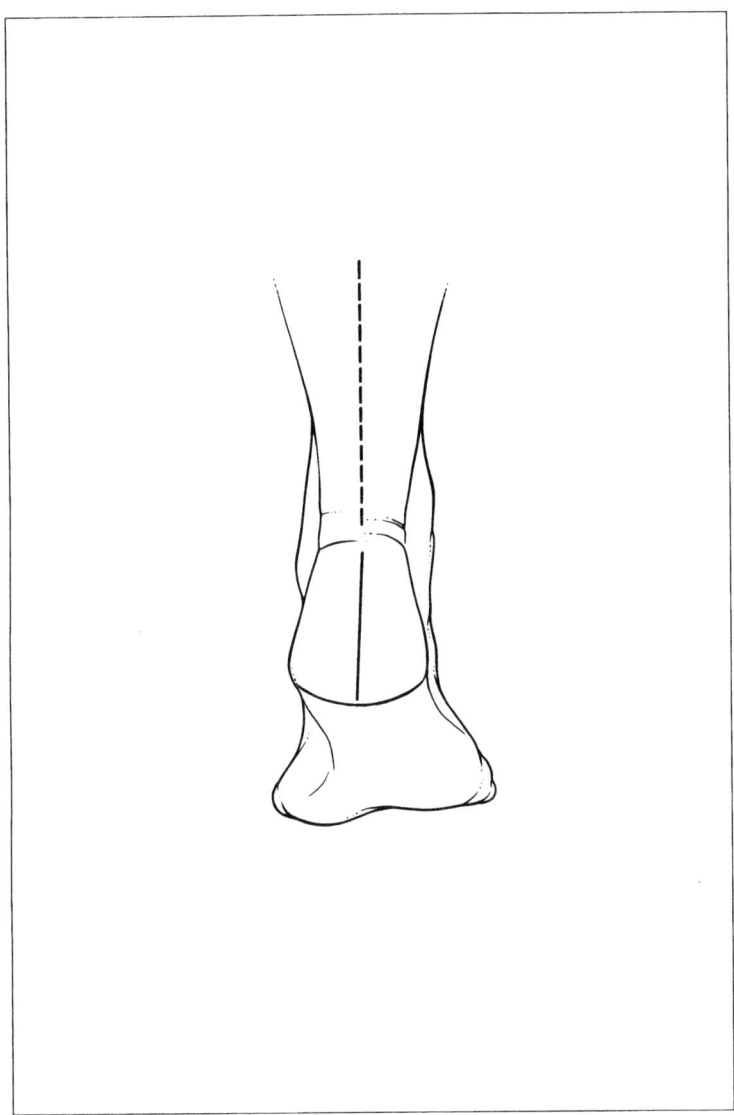

Abb. 22. Zentrale Achse durch Wade und Ferse

für eine orthotische oder auch chirurgische Behandlung der Sekundärsymptome. Eine kurze Methode zur Beurteilung der Mechanik der Frontalebene im Sitzen wurde schon in Kap.2 als Teil der Erstuntersuchung vorgestellt. Die nächsten Schritte werden in einer zusammenfassenden Beschreibung zur vollständigeren Beurteilung der Mechanik der Frontalebene beschrieben. Sie basieren auf der Technik, die ursprünglich von Root et al. [3] gelehrt wurde.

Definition der neutralen Position

Der erste Schritt besteht darin, die Neutralstellung des Rückfußes zu bestimmen. Der Patient befindet sich in Bauchlage und läßt seine Füße über dem Ende des Tisches frei hängen. In dieser Lage sind die Beine gewöhnlich nach außen rotiert. Eine Außenrotation des untersuchten Beins kann dadurch eliminiert werden, daß man den Malleolus medialis des anderen Beins über die Kniekehle des ersten legt. Dieses Manöver neigt das Becken und rotiert dadurch das ausgestreckte Bein nach innen (Abb. 21). Dies eliminiert die ungewollte Außenrotation des Fußes. Dann wird eine Linie von der Mitte der Wade bis zum Sprunggelenk und eine 2. entlang der sagittalen Achse des Kalkaneus gezogen (Abb. 22). Meistens liegt der entspannte Fuß mit dem Rückfuß in Neutralstellung, aber dies muß immer überprüft werden. Der Kopf des Os metatarsale V wird von dem Untersucher mit der ipsilateralen Hand gehalten, dann identifiziert ein einziger Finger der kontralateralen Hand das Caput tali und die Tuberositas ossis navicularis (Abb. 23). Das Os metatarsale V wird vorsichtig in Richtung Boden gezogen und dann dorsalflektiert, um das Sprunggelenk in eine beinahe neutrale Position zu bringen. Der Vorfuß wird anschließend wiederholt adduziert und abduziert, bis das Caput tali und die Tuberositas ossis navicularis einander angeglichen sind (Abb. 24). Ist dies erreicht, befindet sich der Kalkaneus deutlich in einer neutralen Lage.

Definition der neutralen Position

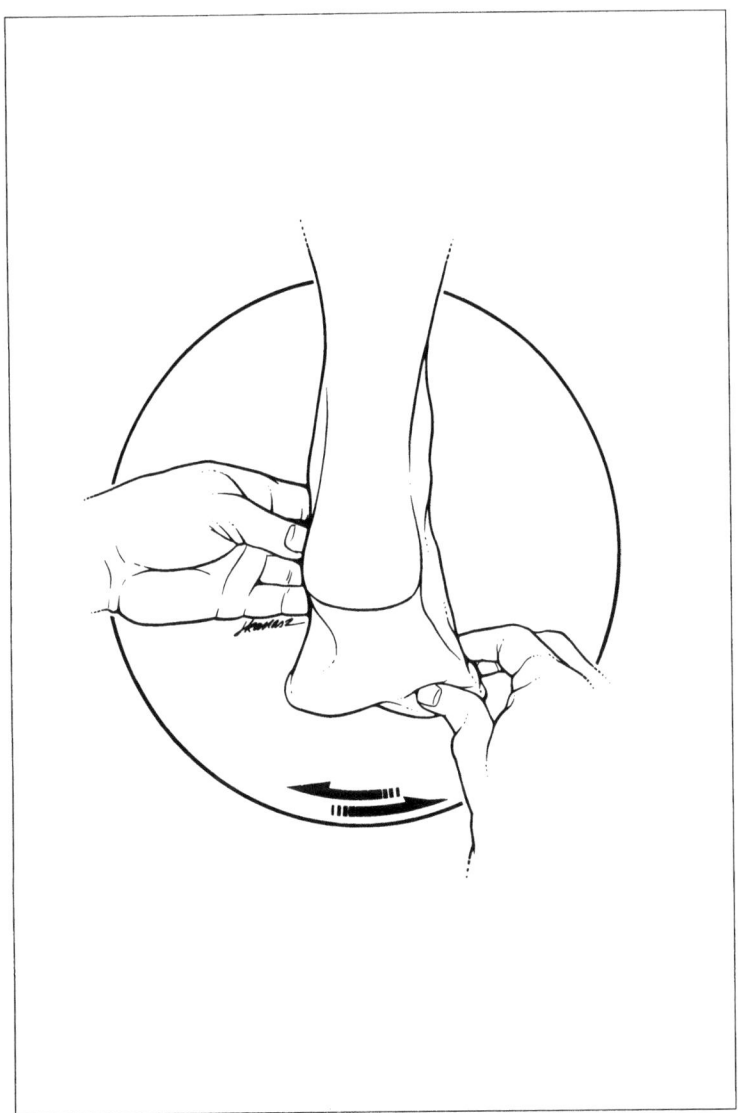

Abb. 23. Bestimmung der Neutralstellung

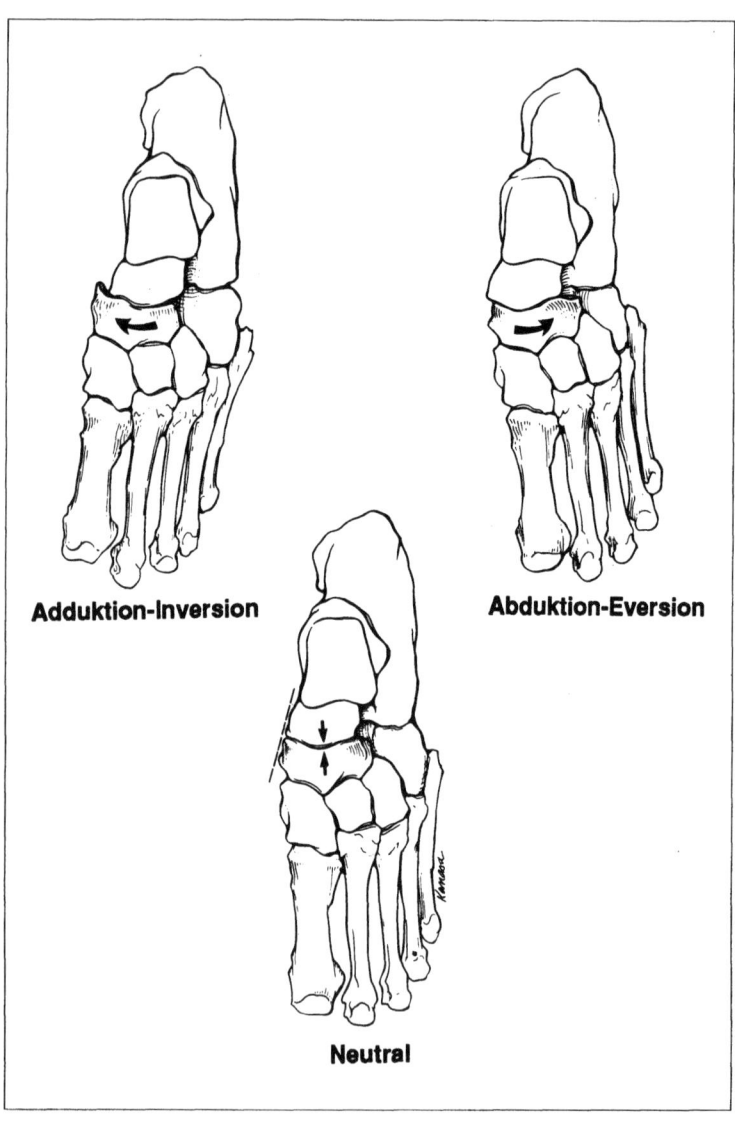

Abb. 24. Neutralstellung der Articulatio talocalcaneonavicularis

Blocktests

Messung der neutralen Lage des Rückfußes

Während der Fuß mit dem Os metatarsale V in Neutralstellung gehalten wird, wird der akute Winkel gemessen, den die Mittellinie der Wade und der Kalkaneus bilden (Abb. 25). Der Bewegungsfreiraum für Inversion und Eversion kann gemessen werden, indem man die Ferse in der Frontalebene aus der neutralen Lage heraus hin- und herbewegt. Bei den meisten Menschen bestehen 2/3 der Beweglichkeit der Frontalebene aus der neutralen Lage heraus aus Inversion und 1/3 aus Eversion (Abb. 26).

Bestimmung und Messung der Vorfußposition in der Frontalebene

Der Patient befindet sich in Bauchlage und mit dem Rückfuß in Neutralstellung; die Ebene des Vorfußes wird visuell beurteilt und relativ zur zentralen Sagittalachse durch den Kalkaneus gemessen. Ein invertierter Vorfuß befindet sich im Verhältnis zum Kalkaneus in Varusstellung, ein evertierter in Valgusstellung (Abb. 27). Um die Position der Frontalebene des Vorfußes zu messen, sollte leichter gleichmäßiger Druck mit dem Goniometer auf die Köpfchen der Ossa metatarsalia ausgeübt werden. Der akute Winkel, der von dem Arm des Goniometers entlang der Köpfchen der Ossa metatarsalia und dem Arm senkrecht der Linie durch den Kalkaneus gebildet wird, definiert den Varus- (Abb. 28 a) oder Valguswinkel (**Abb. 28 b**) des Vorfußes.

Blocktests

Die Ausrichtung des Rückfußes im Stand genau zu messen, ist aufgrund von Fußverformungen und Beweglichkeit des Fersenpolsters schwierig, aber die vorher gezogenen Linien können bei dieser Bestimmung hilfreich sein. Der Blocktest ist eine nützliche Methode, die Flexibilität von kompensierenden Rückfußdeformitäten bei gleichzei-

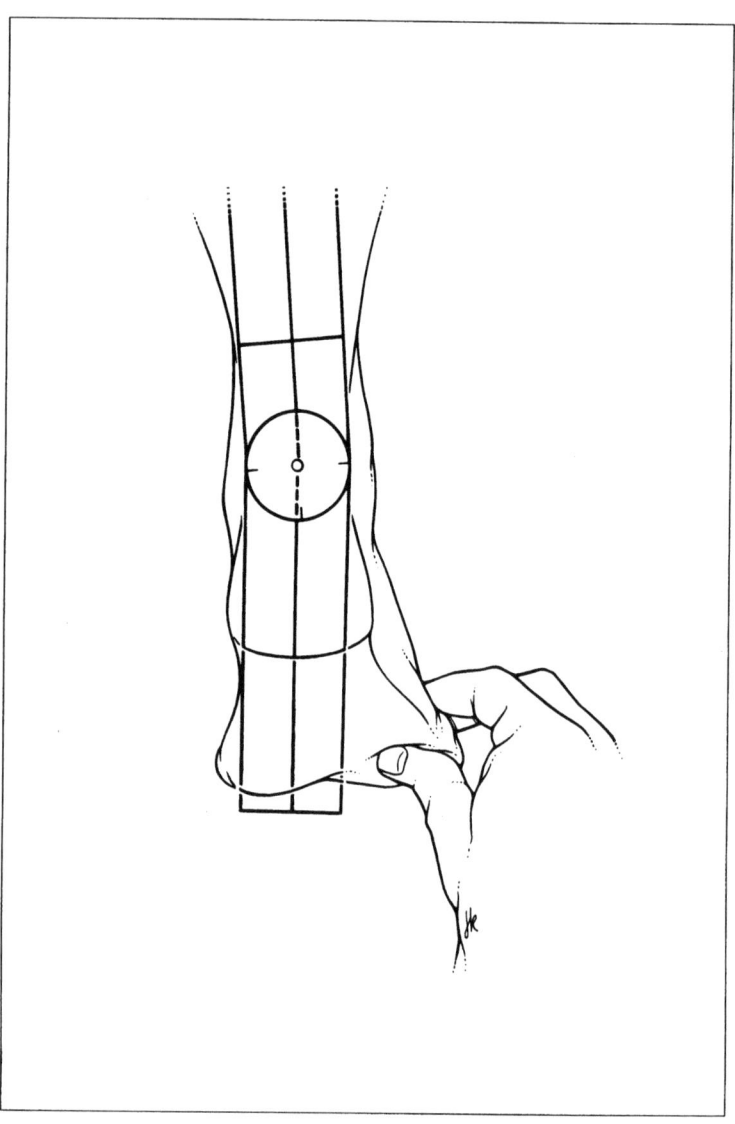

Abb. 25. Messung der Neutralstellung des Rückfußes

Blocktests

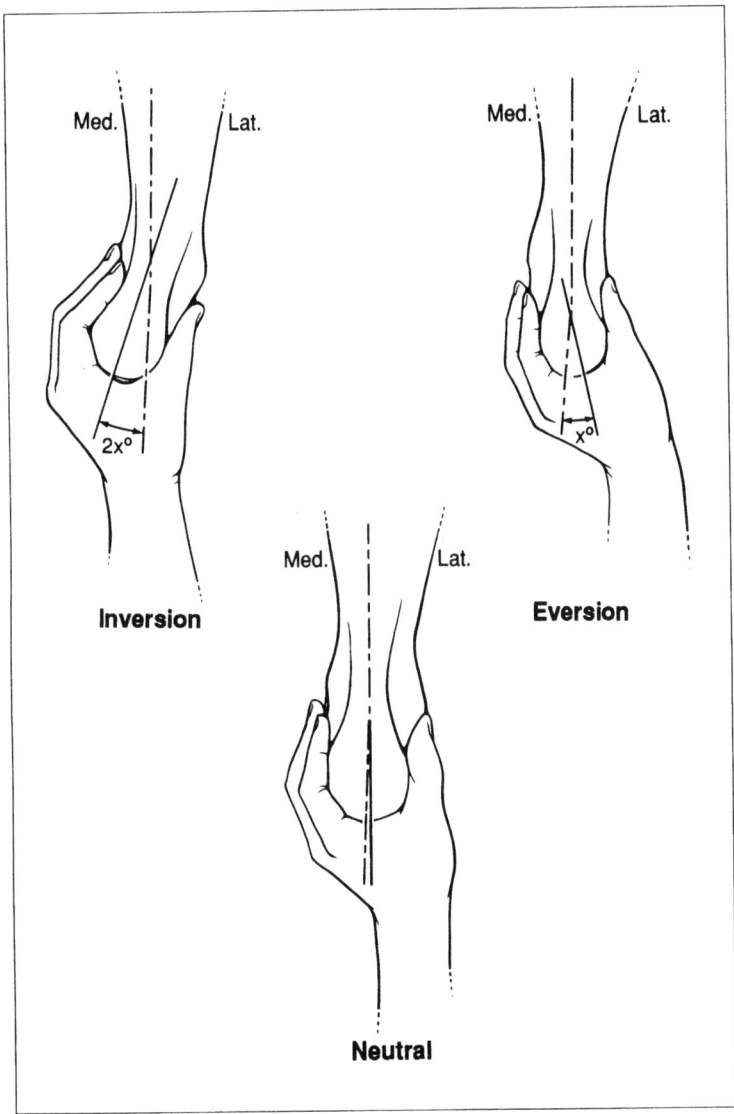

Abb. 26. Normale Inversion und Eversion des Rückfußes

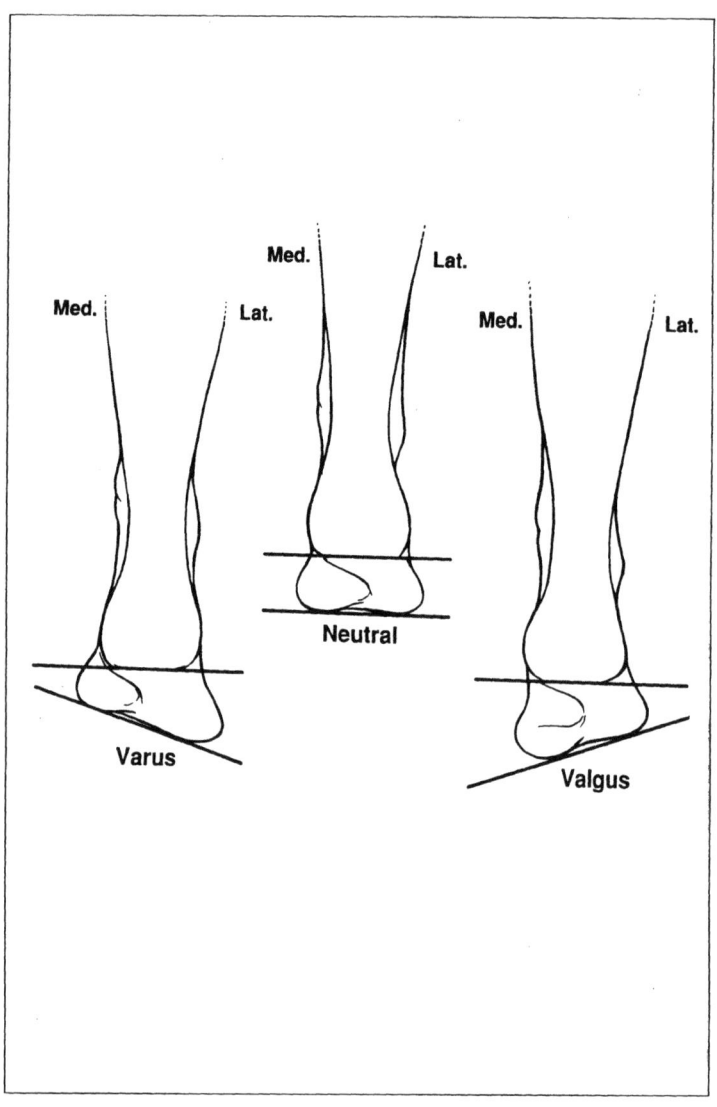

Abb. 27. Vorfußposition (Varus-Valgus-Stellung)

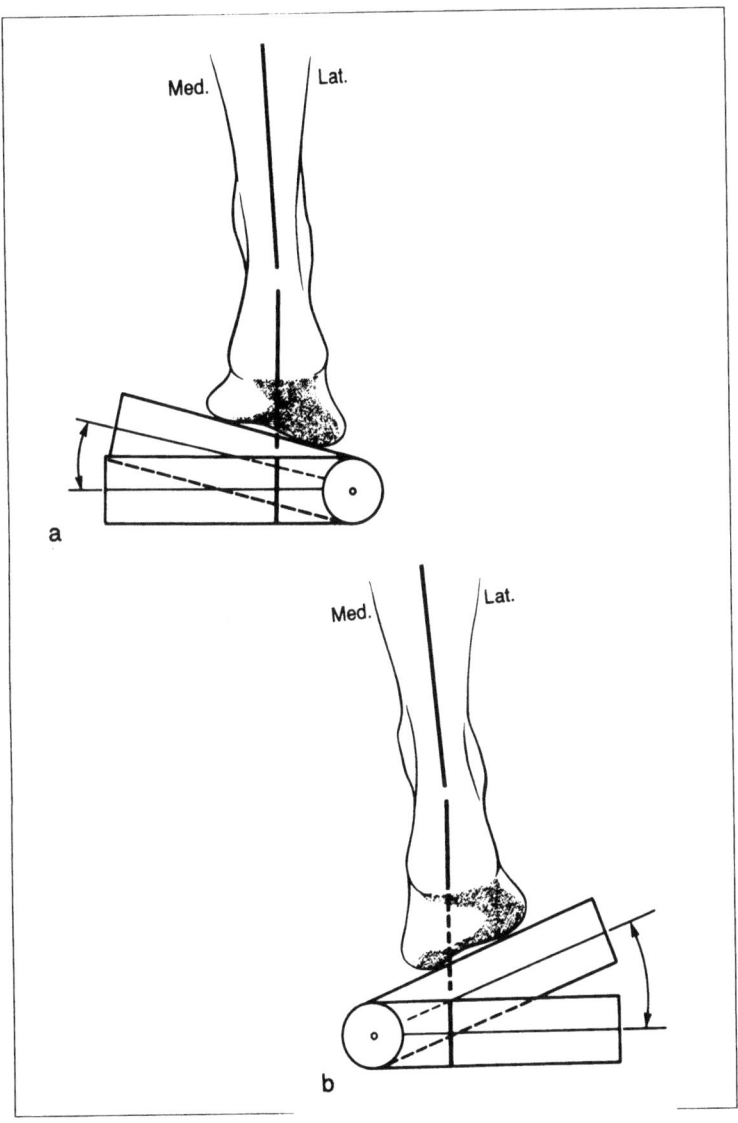

Abb. 28 a, b. Messung der Vorfußposition in der Frontalebene. **a** Vorfußvarusabweichung. **b** Vorfußvalgusabweichung

tig bestehenden fixierten Vorfußdeformitäten zu bestimmen. Der Coleman-Seitenblocktest wird benutzt, um die Flexibilität eines Rückfuß varus zu bestimmen, der mit einer steifen Vorfuß-valgus-Deformität einhergeht [2]. Lange hölzerne Blöcke von verschiedener Höhe, je nach Ausmaß der Mißbildung, werden unter die Ferse und lateral bis zu den Ossa metatarsalia gelegt, so daß das Os metatarsale I auf den Boden abfallen kann (Abb. 29 a). Wenn die kompensierende Rückfußdeformität flexibel ist, wird sie sich auf dem lateralen Block korrigieren (Abb. 29 b). Falls sie steif ist, bleibt der Rückfuß in Varusabweichung, und die Ausrichtung wird unverändert zum Stehen ohne Block bleiben. Seltener, aber bei Patienten mit verbleibender Klumpfußfehlstellung nachgewiesen, ist ein steifer Vorfuß varus mit einer kompensierenden Rückfuß-valgus-Abweichung. Das Ausmaß der Versteifung der pathologischen Rückfußausrichtung kann bei diesen Patienten durch einen medialen Blocktest beurteilt werden, indem der Block gerade unter den Kopf des Os metatarsale I gelegt wird (Abb. 30).

Beweglichkeit des 1. Strahls

Bei Patienten mit Vorfuß varus oder valgus sollte die Beweglichkeit des 1. Strahls in der Sagittalebene beurteilt werden, indem der Untersucher das Os metatarsale I mit dem Daumen (plantar) und den Fingern der gleichen Hand (dorsal) und ebenso den 2. Strahl mit der anderen Hand greift. Bleibt die Hand am 2. Strahl unverändert, kann der 1. Strahl nach dorsal und plantar innerhalb der Sagittalebene bewegt werden (Abb. 31). Die relativen Positionen der Daumennägel bei maximaler Verlagerung des 1. Strahls nach oben und unten werden bestimmt. Im Normalfall sollte die dorsale und die plantare Verlagerung ungefähr gleich sein. Für eine Vorfuß-valgus-Stellung mit dem 1. Strahl in Plantarflexion ist eine reduzierte oder vollständig fehlende dorsale Verlagerung des Os metatarsale I im Verhältnis zum Os metatarsale II charakteristisch.

Beweglichkeit des 1. Strahls

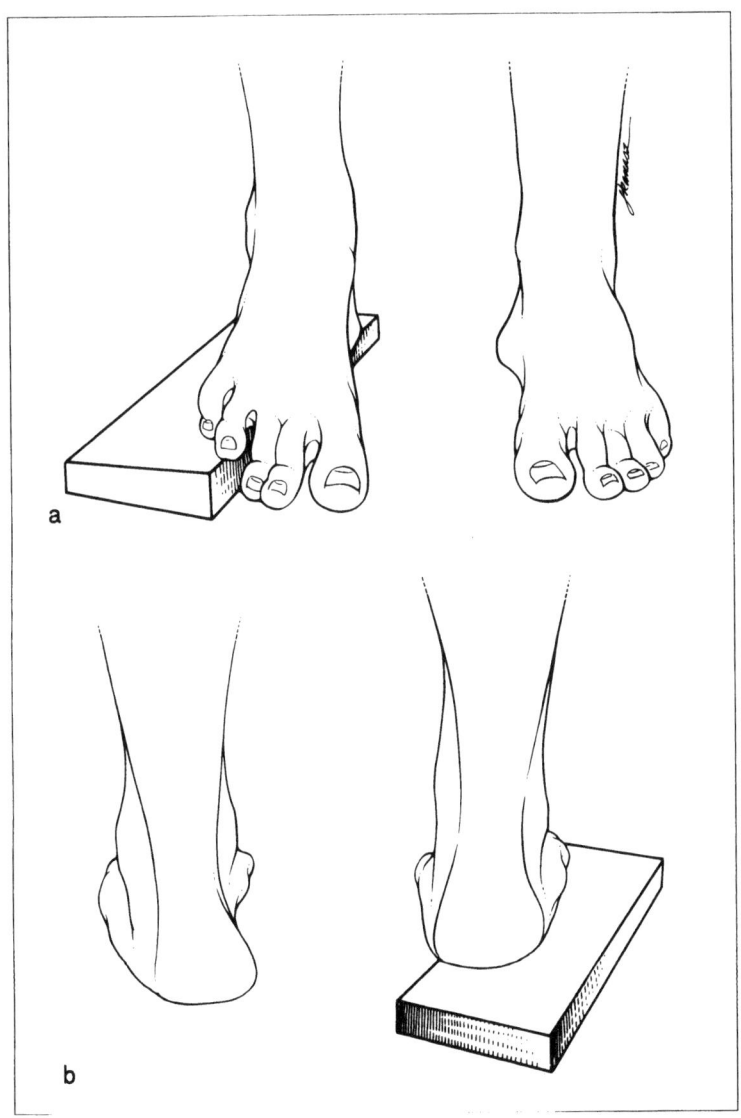

Abb. 29 a, b. Lateraler Blocktest. **a** Von vorne, **b** von hinten

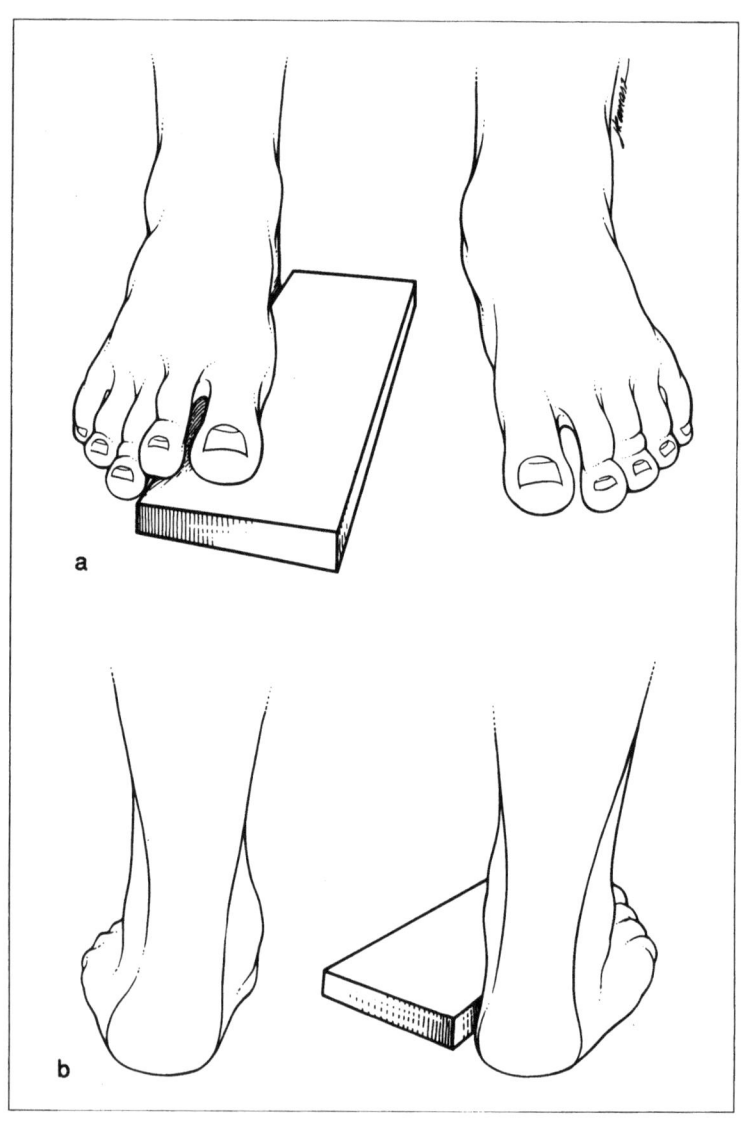

Abb. 30 a, b. Medialer Blocktest. **a** Von vorne, **b** von hinten

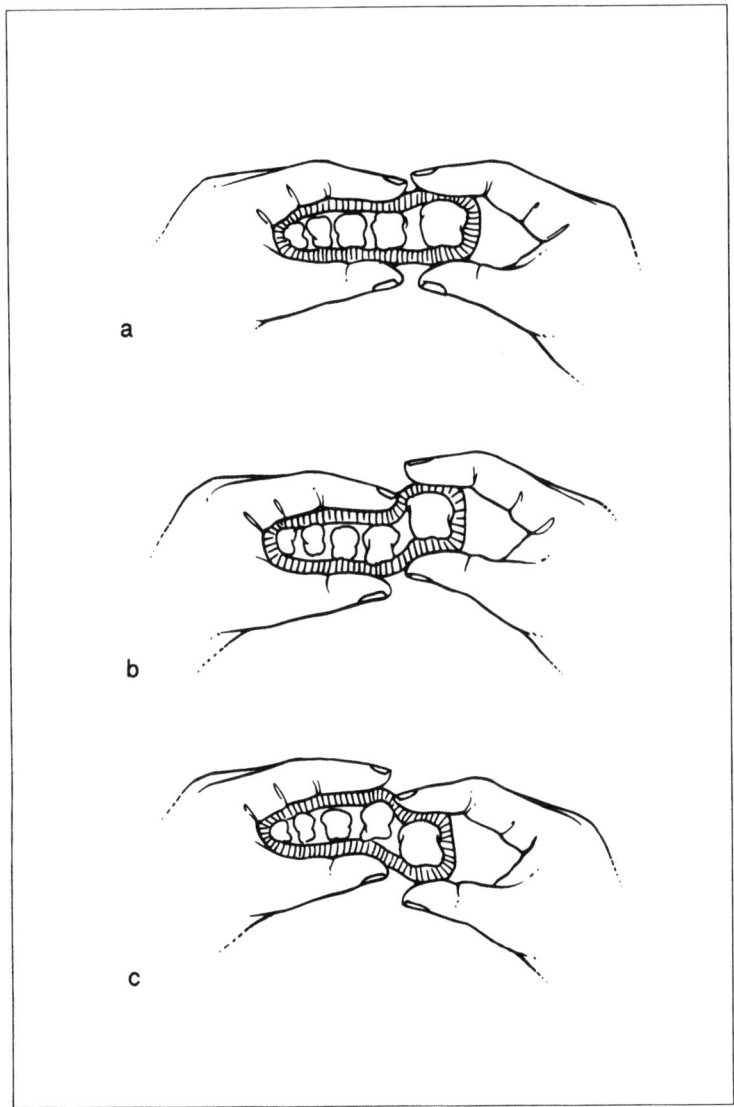

Abb. 31 a–c. Beweglichkeit des 1. Strahls. **a** Neutralstellung, **b** Dorsalverlagerung, **c** Plantarverlagerung

5 Erkrankungen der Articulatio metatarsophalangea I (MTP)

Schmerz in der Region des I. MTP-Gelenks tritt häufig auf. Die Behandlungsformen sind von einer sehr sorgältigen Anamnese und Untersuchung abhängig.

Hallux valgus

Schmerz in Zusammenhang mit einem vorstehenden medialen Vorsprung des Kopfes des Os metatarsale I (chronische Bursitis) ist oft ein Problem von Frauen mit breiten Vorfüßen, die spitzzulaufende Schuhe tragen. Es handelt sich meistens um einen Hallux valgus, die laterale Abweichung der Großzehe, die durch eine Beeinträchtigung der 1. und 2. Zehe zusätzliche Beschwerden verursachen kann. Die Familienanamnese enthält oft identische Probleme in der Verwandtschaft.

Trotz ihrer Beschwerden werden diese Patienten oft weiterhin Schuhe tragen, die ihr Leiden verschlimmern, entweder weil ihr Beruf dies verlangt, oder weil sie orthopädische Schuhe für unakzeptabel halten. Patienten mit schweren Deformitäten verspüren selbst in den weitesten Schuhen Schmerzen, und ein chirurgischer Eingriff wird oft notwendig, um die Schmerzen, die sie durch die chronische Bursitis über dem Hallux valgus an dieser Stelle ertragen müssen, zu lindern. Obwohl die Röntgenbefunde die wichtigsten Informationen für die angemessene Operation vermitteln, haben auch einige Punkte in der Anamnese und Befunde bei der körperlichen Untersuchung einen wesentlichen Einfluß.

Einer der häufigsten Gründe für eine erfolglose Hallux-valgus-Operation ist der Hallux rigidus, eine schon vorher bestehende Arthritis des I. MTP-Gelenks, der vor der Operation nicht diagnostiziert wurde. Ein Verdacht auf einen gleichzeitig bestehenden Hallux rigidus sollte aufkommen, wenn der Schmerz tief im Gelenk verspürt und beim Barfuß- und Auf-den-Zehenspitzen-Gehen verstärkt wird. Patienten mit einem reinen Hallux valgus lokalisieren ihren Schmerz direkt über dem vorstehenden medialen Vorsprung und haben keine Schmerzen beim Barfußgehen, da dann die Reizung durch den Schuh fehlt. Zu den weniger offensichtlichen Befunden im Frühstadium eines Hallux rigidus gehören bei der Allgemeinuntersuchung: reduzierte Beweglichkeit (ROM) im Vergleich zum kontralateralen MTP-Gelenk I, dorsaler Vorsprung des Kopfes des Os metatarsale I und Schmerzen, wenn der Zeh in Dorsal- und Plantarflexion gedrückt wird.

Leidet der Patient außerdem an Arthritis, so beeinflußt dies den weiteren chirurgischen Entscheidungsprozeß. Bei diesen Patienten wird der Hallux valgus hauptsächlich durch Veränderung der periartikulären Weichteile bei einer Synovialitis verursacht. Wenn sich die Arthritis auch postoperativ fortsetzt, ist auch ein Wiederauftreten der Deformität unumgänglich. Außerdem wird die operative Behandlung der chronischen Bursitis nicht helfen können, die Schmerzkomponenten, die auf die Arthritis zurückzuführen sind, zu lindern.

Die Wahl des korrigierenden Eingriffs hängt von den spezifischen Befunden der speziellen Fehlstellungen ab. Patienten mit einem Hallux valgus von mehr als 30° Abweichung (Abb. 32), Pronation der Großzehe (Abb. 33) und Unvermögen, die Valgusabweichung passiv zu korrigieren oder zu überkorrigieren (Abb. 34), neigen zu fortschreitender Deformierung und bedürfen einer extensiven Bindegewebelösung sowie einer Osteotomie des Os metatarsale I. Eine steife laterale Abweichung mit Pronation der Großzehe deutet auf eine fixierte Subluxation der Sesambeine nach lateral (Abb. 35). Eine Wiederausrichtung der Großzehe in diesen Fällen bedarf, zumindest als ein Teil des Eingriffs, einer Rückverlagerung der Sesambeine durch Entfernung der lateralen Kapsel und Loslösen der Adduktorsehne.

Hallux valgus

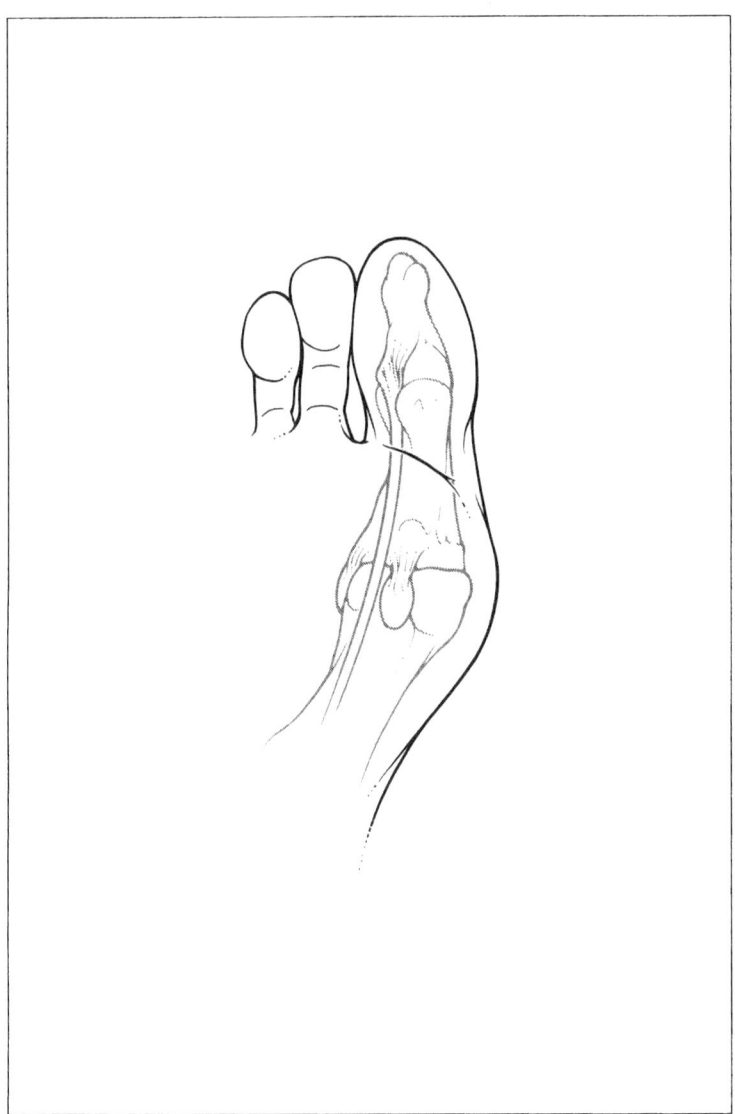

Abb. 32. Hallux valgus

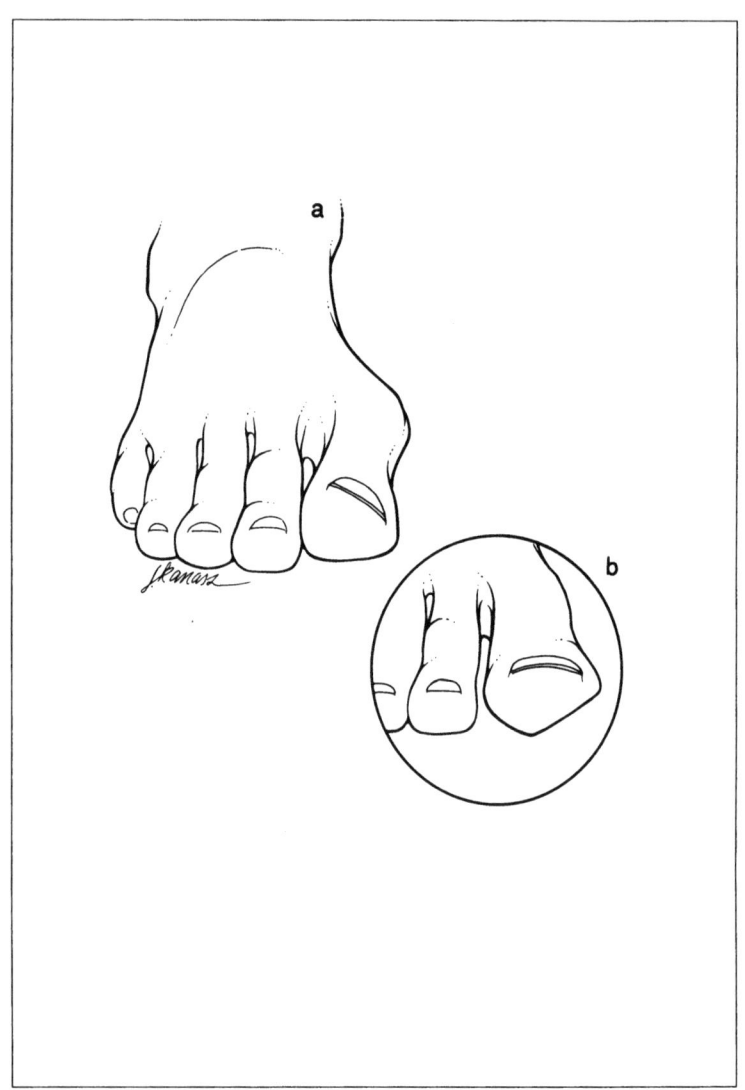

Abb. 33. a Hallux valgus in Pronation. **b** Chronisch pronierte Zehe nach chirurgischer Korrektur

Hallux valgus

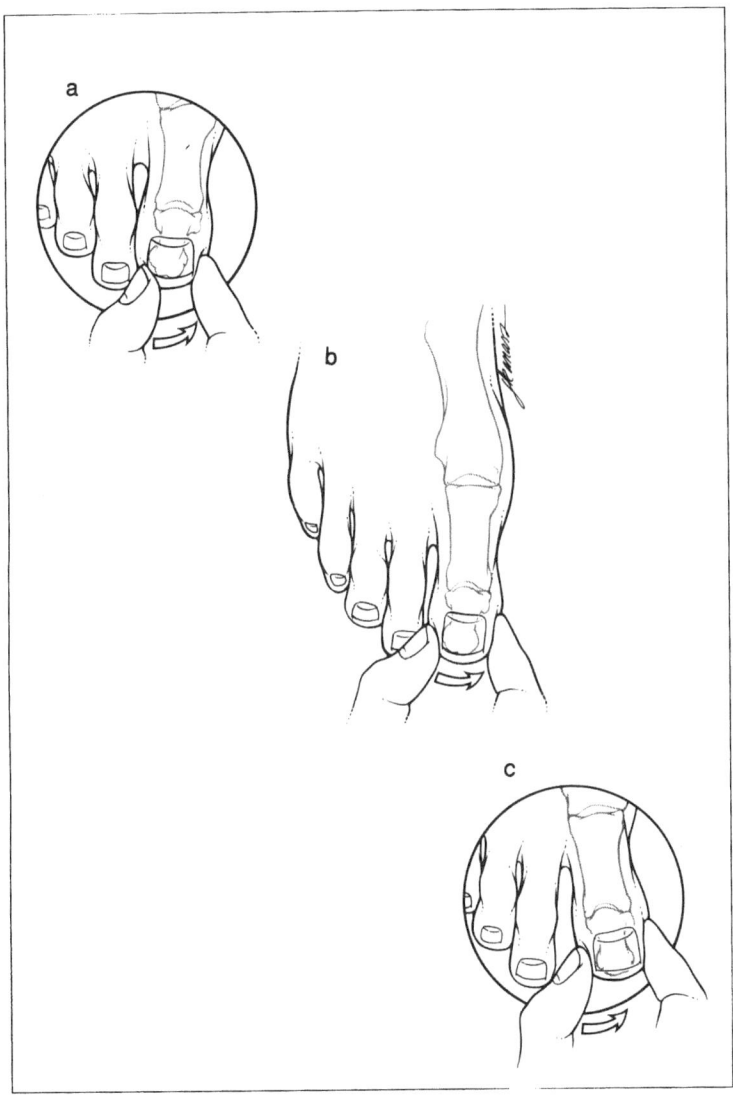

Abb. 34 a–c. Passive Korrektur des Hallux valgus. **a** Nicht korrigierbar, **b** zur Neutralstellung korrigierbar, **c** überkorrigierbar

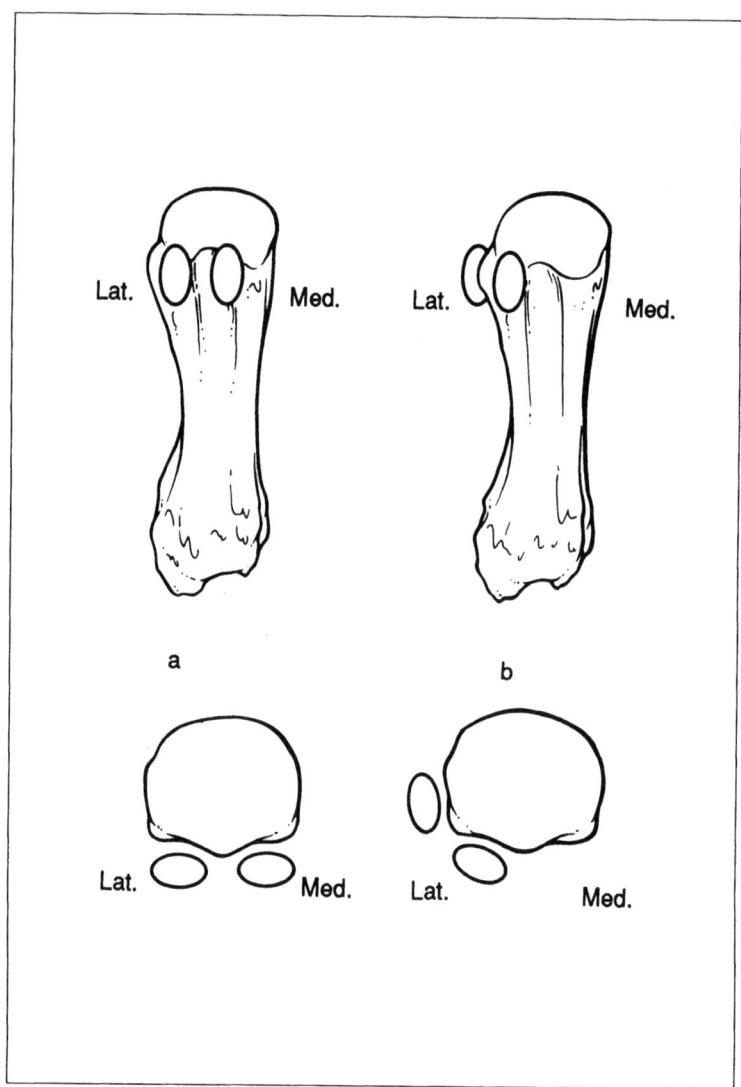

Abb. 35 a, b. Subluxation der Sesambeine. **a** Normale Lage der Sesambeine, **b** laterale Subluxation bei Hallux valgus

Hallux valgus interphalangeus

Manche Patienten zeigen eine deutliche laterale Abweichung des Hallux in der Articulatio interphalangea. Es handelt sich um den Hallux valgus interphalangeus (Abb. 36). Es ist wichtig, eine Fehlstellung dieses Gelenks nicht fälschlicherweise als Hallux valgus zu interpretieren, da die chirurgische Therapie dieser beiden Mißbildungen unterschiedlich ist.

Hallux rigidus

Im Gegensatz zu anderen Vorfußerkrankungen kommt ein Hallux rigidus oder eine Arthrosis deformans des I. MTP-Gelenks hauptsächlich bei Männern vor. Die Beschwerden äußern sich in Schmerz und Steifheit des I. MTP-Gelenks beim Barfußgehen und auch in Schuhen. Es können auch Hautreizungen über einem dorsalen Osteophyten des Kopfes des Os metatarsale I und intermittierende aktivitätsbedingte Schwellungen auftreten. Schon von der ersten klinischen Vorstellung haben die Patienten oft ihre Aktivitäten eingeschränkt und die Schuhwahl modifiziert (flacher Absatz, steife Sohle und großer Zehenfreiraum), um so die Beschwerden zu verringern.

Zu den Untersuchungsbefunden, die auf einen Hallux rigidus hindeuten, gehören:

1. generalisierte Vergrößerung des I. MTP-Gelenks durch eine Kombination von Osteophyten und Weichteilschwellung,
2. Druckschmerz entlang des Gelenkverlaufs,
3. tastbare Osteophyten entlang des Gelenks, besonders dorsal (Abb. 37),
4. Einschränkung der Beweglichkeit des I. MTP-Gelenks mit oder ohne Knochenknirschen,
5. Schmerz, anfänglich unter verstärkter Plantarflexion und später bei verstärkter Dorsalflexion des Gelenks,
6. in fortgeschrittenen Fällen: ein positiver Knirschtestschmerz durch Rotation des belasteten I. MTP-Gelenks in der Frontalebene (Abb. 38).

64 Erkrankungen der Articulatio metatarsophalangea I (MTP)

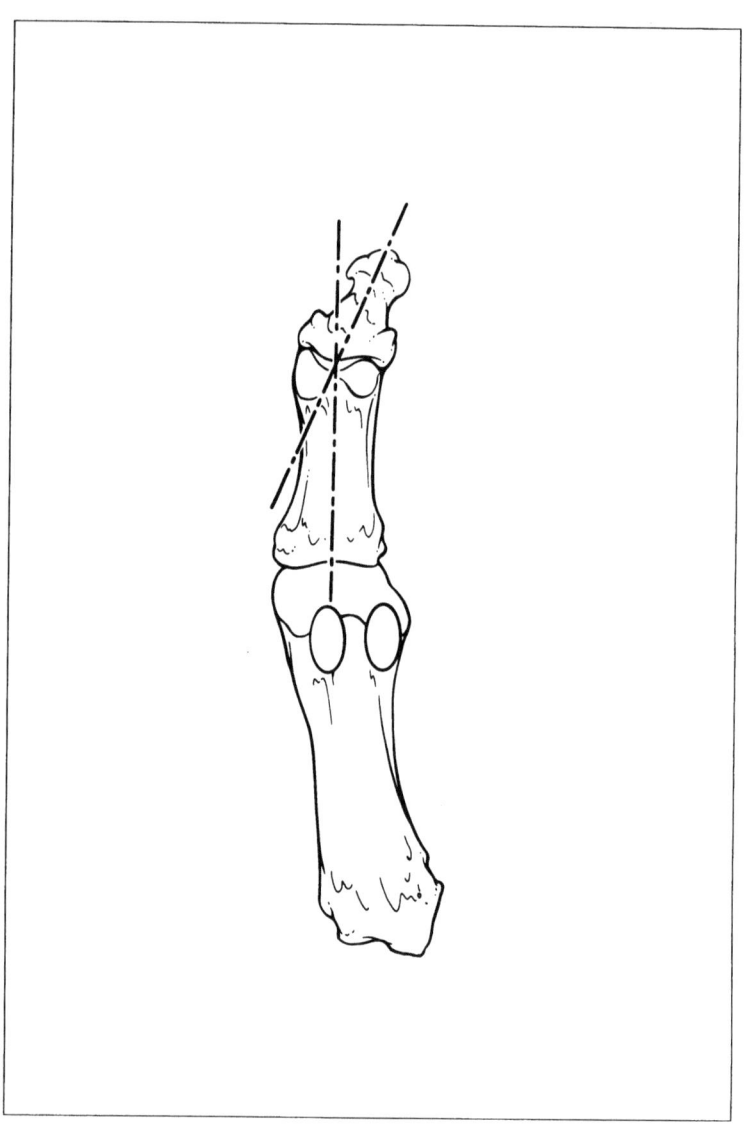

Abb. 36. Hallux valgus interphalangeus

Hallux rigidus

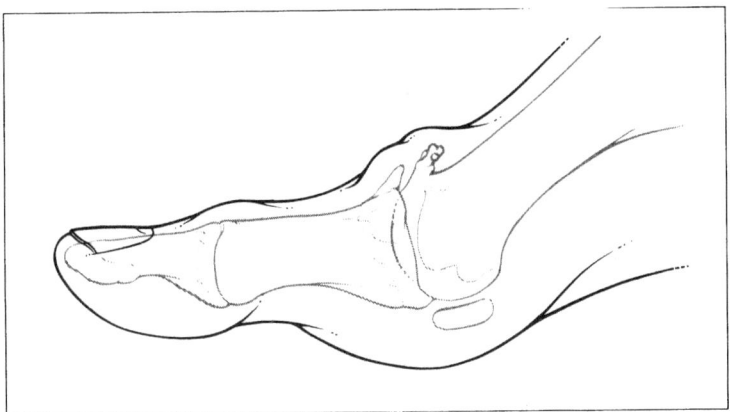

Abb. 37. Hallux rigidus mit Osteophyt am Gelenkspalt

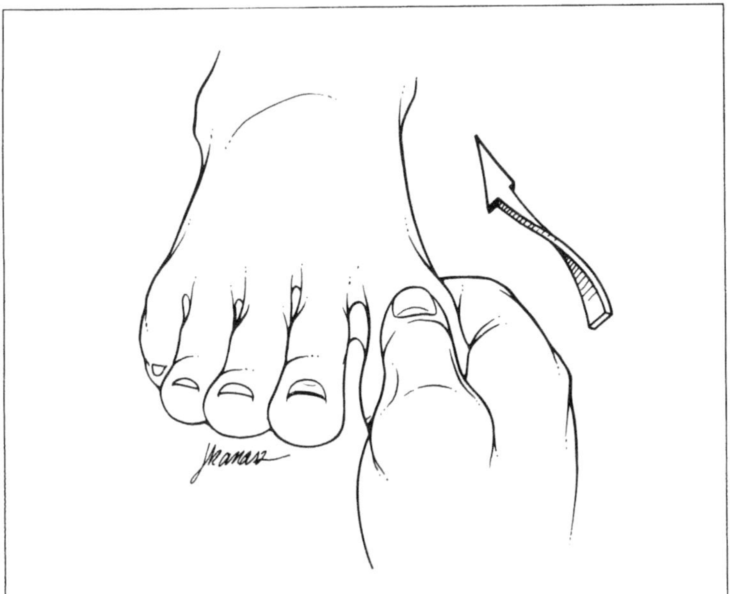

Abb. 38. Knirschtest

Entzündung der Sesambeine

Schmerz über dem Kopf des Os metatarsale I kombiniert mit Druckschmerz an einem oder beiden Sesambeinen (Abb. 39) wird unter dem Begriff Sesambeinentzündung zusammengefaßt, obwohl die zugrundeliegende Pathologie sehr variabel sein kann. Streßfrakturen, akute Frakturen, Arthrosis deformans des Gelenks zwischen Sesambein und Kopf des Os metatarsale I, avaskuläre Nekrose und Infektion kommen als Ursachen von Sesambeinschmerzen in Frage. In vielen Fällen kann allerdings auch kein eindeutiger Grund für den Schmerz gefunden werden. Die erzwungene Streckung der Großzehe kann Beschwerden und Schmerzen verursachen. Oft zeigen die Patienten auch eine Änderung der Gangart mit der Tendenz, die Belastung des medialen Vorfußes zu vermeiden.

Verletzung des N. plantaris medialis

Nach vorangegangenen Operationen am I. MTP-Gelenkkomplex, besonders nach medialer Sesamoidektomie, kann starker Schmerz der medialen plantaren Partie des I. MTP-Gelenks auf eine Verletzung des N. plantaris medialis zurückzuführen sein. Die körperliche Untersuchung zeigt in diesen Fällen Vermeidung medialer Gewichtsbelastung, extremen lokalisierten Druckschmerz proximal des medialen Sesambeins und distale Parästhesie nach leichter Perkussion über dem N. digitalis plantaris (Abb. 40).

Verletzung des N. plantaris medialis

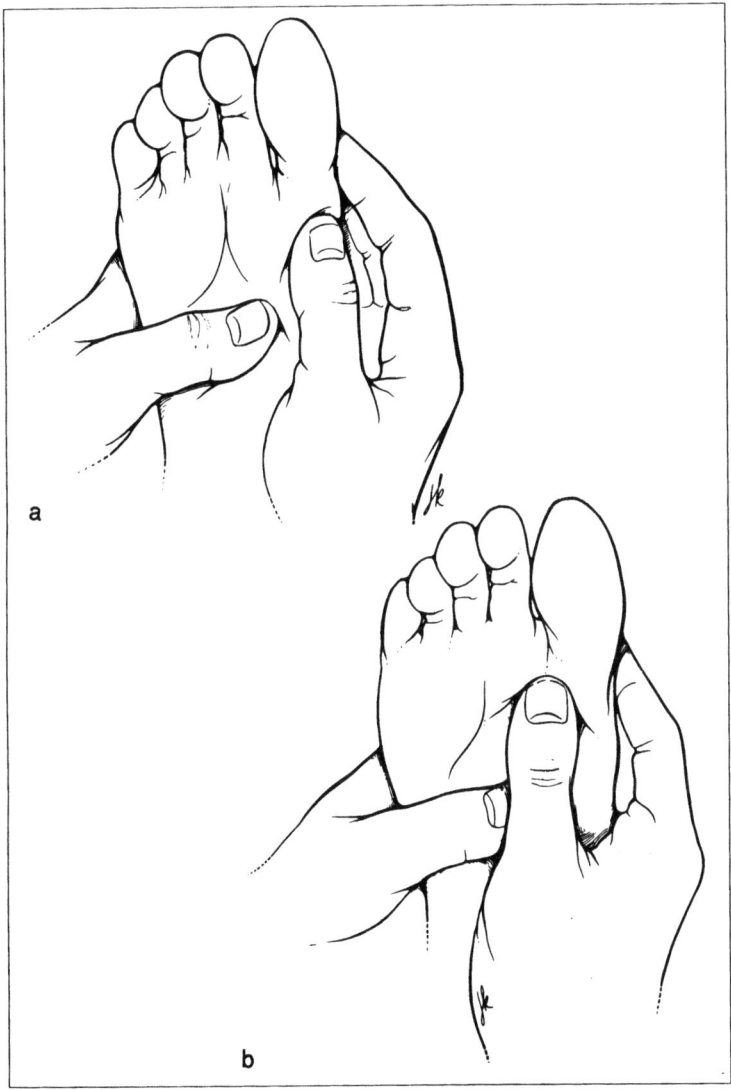

Abb. 39 a, b. Lage des durch Sesambeine hervorgerufenen Druckschmerzes.
a Mediales Sesambein, **b** laterales Sesambein

68 Erkrankungen der Articulatio metatarsophalangea I (MTP)

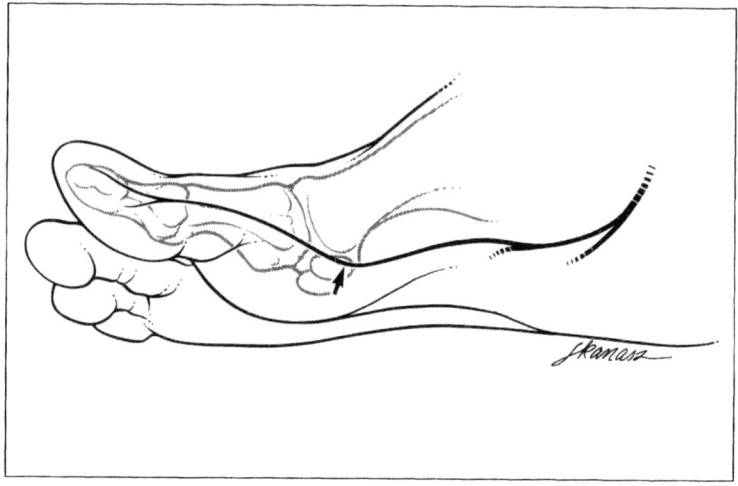

Abb. 40. N. digitalis plantaris des Hallux. Der *Pfeil* zeigt, wo sich nach chirurgischem Nerventrauma maximaler Druckschmerz lokalisiert

6 Fehlbildungen der Kleinzehen

Eine ganze Reihe von Erkrankungen kann Fehlbildungen der Kleinzehen hervorrufen; dazu gehören angeborene Mißbildungen, neuromuskuläre Erkrankungen (besonders solche, die die Mm. interossei des Fußes betreffen), Arthritis und Verletzungen. Auch zu kurze Schuhe oder zu wenig Platz für die Zehen im Schuh können zu Deformitäten führen. Die Hauptbeschwerden des Patienten sind gewöhnlich eine Zehenreizung aufgrund der Reibung gegen die Schuhoberfläche oder die benachbarte Zehe. Diese Symptome werden oft durch zu spitze Schuhe noch weiter verstärkt.

Viele unterschiedliche Arten von Kleinzehenfehlstellungen werden beobachtet. Es können bestimmte wiederkehrende Regelmäßigkeiten erkannt werden, wie z. B.: Krallenzehe, Hammerzehe, Hallux malleus und Zehendeformitäten durch Überkreuzung. In jedem Fall und unabhängig von der spezifischen Fehlstellung sollte eine Beurteilung der Zehe folgende Punkte miteinschließen: genaue anatomische Lokalisierung der Fehlstellung, spezifische Regionen der Kallusbildung und Hautreizung sowie Ruhelage, ROM und Stabilität jedes einzelnen Gelenks.

Krallenzehe

Bei der Krallenzehe handelt es sich um eine Beugekontraktur im Mittel- (PIP) und Endgelenk (DIP). Sie kann flexibel oder versteift sein, und das Grundgelenk (MTP) kann neutral gestreckt oder überstreckt sein (Abb. 41). Schmerz und Kallusbildung sind gewöhnlich dorsal des Mittelgelenks (PIP) am ausgeprägtesten, können aber auch dorsal das Endgelenk (DIP) und an der Spitze der Zehe gerade unterhalb des

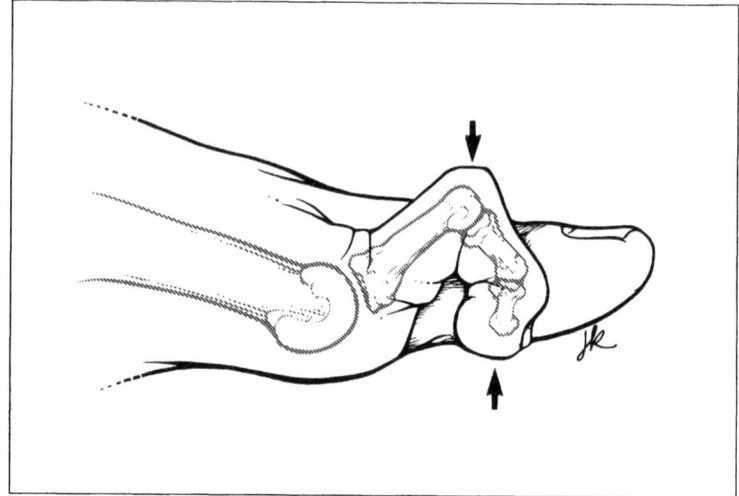

Abb. 41. Krallenzehe

Nagels vorhanden sein. Mehrere flexible Krallenzehen findet man gewöhnlich bei Patienten, die ständig zu enge Schuhe tragen. Treten Krallenzehen bei mehreren Kleinzehen auf, so kann dies auch eine Folgeerscheinung sein von 1) dem Funktionsverlust der Mm. interossei plantares, wie z. B. bei dem Charcot-Marie-Tooth-Hoffmann-Syndrom; 2) einer Arthritis des Grundgelenks mit Verlust der Weichteilstabilität, 3) einem tiefen Kompartmentsyndrom der Wade oder einer anderen Kontraktur oder Schwäche des M. flexor digitorum longus. Patienten mit Krallenzehen als Folge einer Kontraktur des langen Zehenbeugers haben oft dicke, terminale Kallusse und Zehenspitzenschmerz, besonders beim Abstoß in der Stemmphase.

Es kann auch zu isolierter Krallenstellung einzelner Zehen kommen. Handelt es sich dabei um die 2. Zehe, so beruht dies meist auf ihrer übergroßen Länge, die auch die des Hallux übertrifft. Sehr häufig entsteht ein schmerzhafter, dorsolateraler Kallus an einer 5. Zehe mit Krallenbildung, der sich meistens durch das Tragen zu enger Schuhe entwickelt.

Die Diagnose eines versteiften Klauenfußes sollte in Plantar- und Dorsalflexion des oberen Sprunggelenks beurteilt werden, besonders bei Patienten mit Schmerzen in den Zehenspitzen (Abb. 16). Ein Klauenfuß, der passiv durch Plantarflexion korrigiert werden kann, aber bei Dorsalflexion steif ist, wird durch eine gespannte lange Beugersehne verursacht. Dies zu erkennen, hat wesentliche Auswirkung auf eine chirurgische Behandlung dieses Problems.

Hammerzehe

Eine Hammerzehe ähnelt der Knopflochdeformität des Fingers. Das Mittelgelenk (PIP) ist gebeugt, das Endgelenk (DIP) gestreckt, und das Grundgelenk (MTP) ist neutral gestreckt oder überstreckt (Abb. 42). Multiple Hammerzehen sind selten. Die 2. Zehe ist die am häufigsten involvierte, und wie bei der isolierten Krallenform der 2. Zehe kann dies im Zusammenhang mit einer relativen übermäßigen Länge dieser Zehe stehen. Die Patienten klagen über eine dorsale Reizung und Kallusbildung des Mittelgelenks (PIP). Häufig besteht dabei eine assoziierte Metatarsalgie des 2. Strahls, die sich mit dem Fortschreiten der Zehendeformität verschlechtert. Eine Beurteilung von plantarem Druckschmerz über dem Kopf des Os metatarsale II sollte in der Bewertung der Grund- (MTP) und Mittelgelenkflexibilität (PIP) miteingeschlossen sein.

Hallux malleus

Eine Zehe mit einem neutralen oder überstreckten Mittelgelenk (PIP) und einem gebeugten Endgelenk (DIP) wird als Hallux malleus bezeichnet (Abb. 43). Das Grundgelenk (MTP) ist neutral. Schmerz und Kallusbildung können dorsal über dem Endgelenk (DIP) sowie an der Zehenspitze auftreten. Diese Fehlstellung beginnt gewöhnlich stufenweise. Manchmal ist jedoch auch ein spezifisches Trauma mit einem Riß am Sehnenansatz des M. extensor hallucis longus der Ursprung

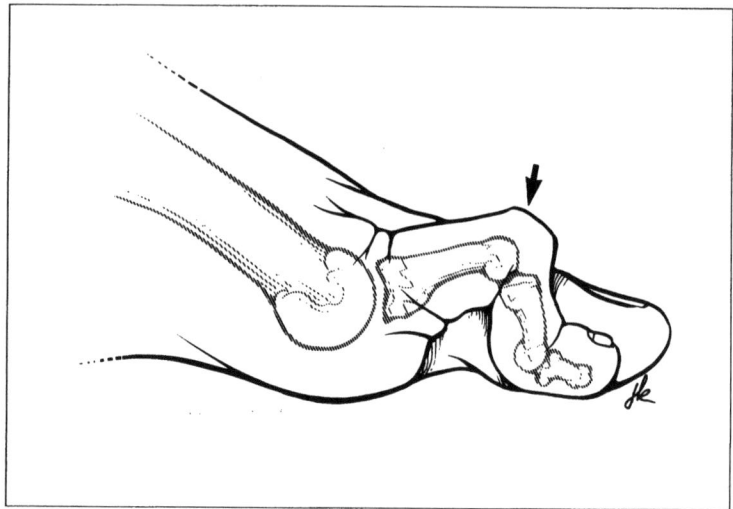

Abb. 42. Hammerzehe

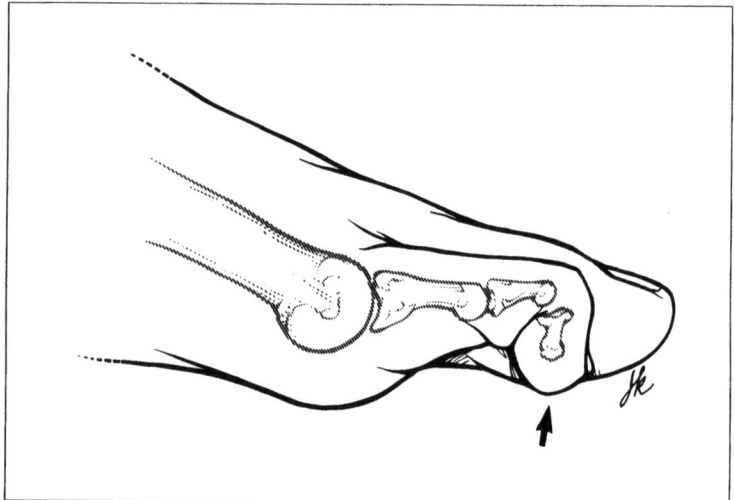

Abb. 43. Hallux malleus

Hallux malleus

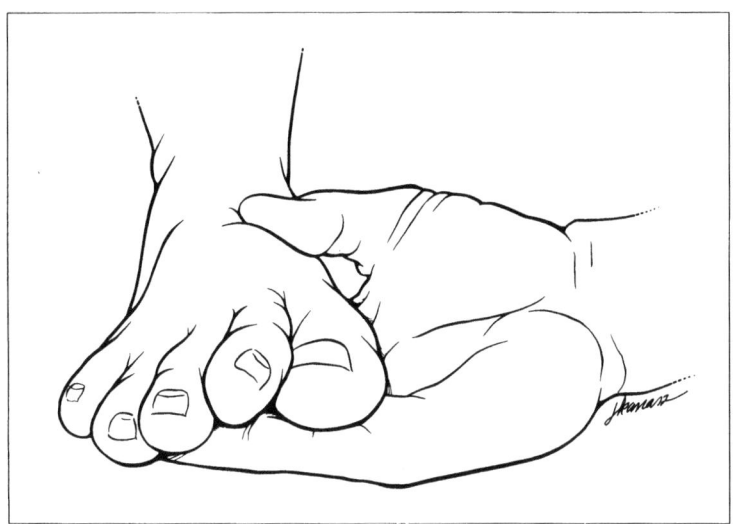

Abb. 44. Überkreuzte Zehendeformität der 2. Zehe

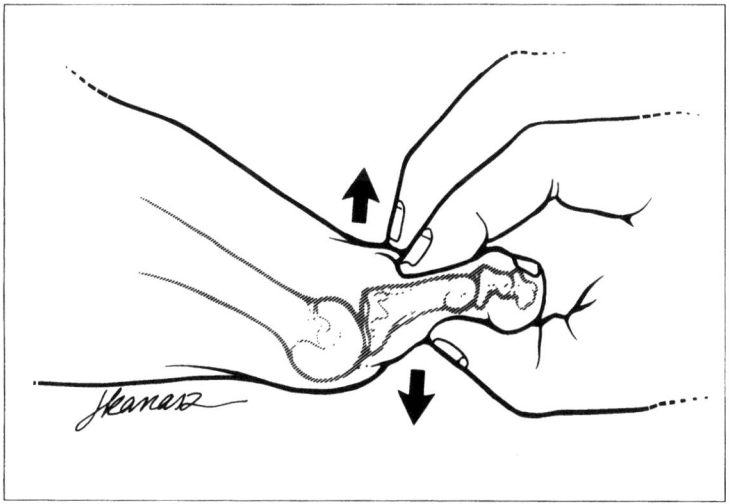

Abb. 45. Zehenverschiebungstest. Phase I: subluxierbar

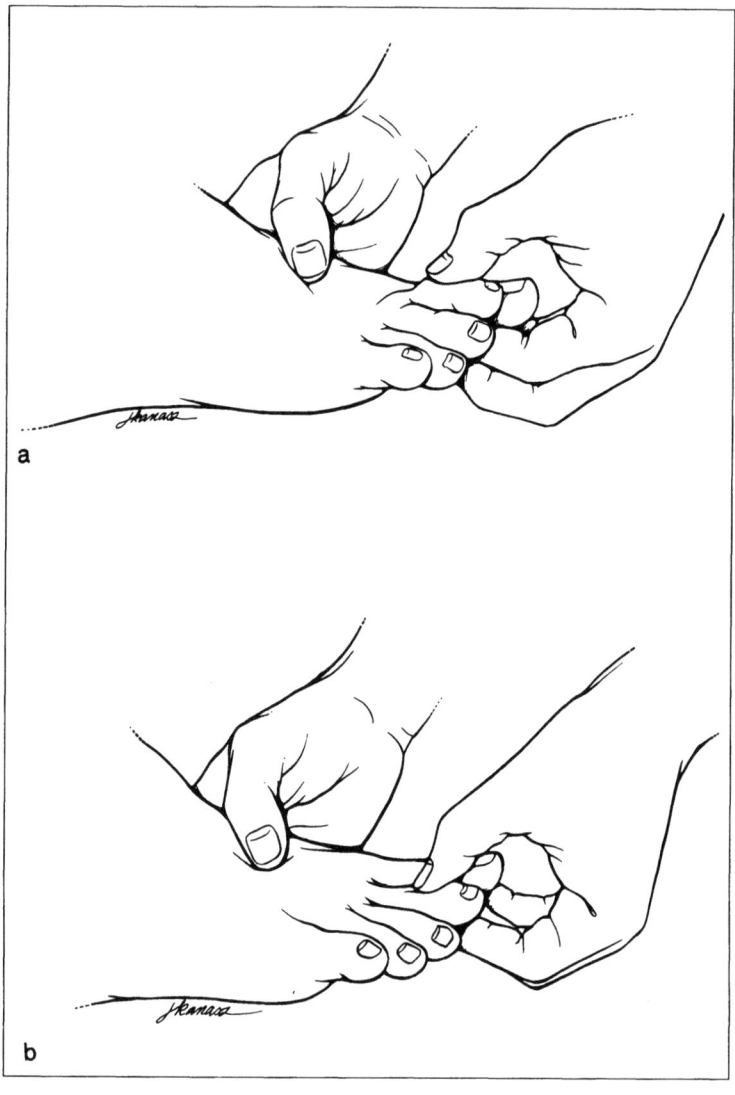

Abb. 46 a, b. Zehenverschiebungstest. Phase II: ausrenkbar; **a** ausgerenkt, **b** reduziert

dieser Mißbildung. Wie bei Mittelgelenkdeformitäten (PIP) kann auch hier das gebeugte Endgelenk (DIP) steif oder flexibel sein. Auch der Hallux malleus kann durch eine Kontraktur der Sehne des M. flexor digitorum longus verursacht worden sein – besonders bei den Fällen mit Zehenspitzenschmerzen beim Abstoß aus der Stemmphase. Die Endgelenkbeweglichkeit (DIP) sollte wieder bei Dorsal- und Plantarflexion des oberen Sprunggelenks beurteilt werden. Eine Hammerzehe, die bei Dorsalflexion steif ist, sich aber passiv bei Plantarflexion korrigieren läßt, wird durch einen gespannten M. flexor digitorum longus verursacht. Wiederum hat es eine wesentliche Auswirkung auf die Behandlung, diese Deformität zu erkennen.

Überkreuzte Zehendeformität

Die Instabilität des Grundgelenks (MTP) einer einzelnen Kleinzehe kann zur Fehlausrichtung der involvierten Zehe führen und dadurch zu einem Überkreuzen dieser Zehe mit der benachbarten normal ausgerichteten Zehe. Schmerzen tief im Grundgelenk (MTP), Metatarsalgie und Beschwerden durch Einklemmung sind die Symptome. Dieses Leiden tritt am häufigsten am Grundgelenk II (MTP) auf, kommt aber auch am Grundgelenk III (MTP) vor. Eine Kapselinsuffizienz des Grundgelenks (MTP) kann Folge eines Unfalls, einer Synovitis oder einer Kapseldegeneration und -schwächung sein. Oft entsteht ein Riß der plantaren, lateralen Kapsel des Grundgelenks II (MTP). Dieser lokalisierte Stützverlust verursacht ein Abrutschen der 2. Zehe nach medial und dorsal bis zu dem Punkt, in dem sie über die laterale Partie des Hallux kreuzt (Abb. 44).

Im Frühstadium ist der Zeh in Ruhestellung eingerenkt; durch Verschiebung der Phalanxbasis im Verhältnis zum Kopf des Os metatarsale (Zehenverschiebungstest) kann die Zehe subluxiert, aber nicht völlig ausgerenkt werden (Phase 1, Abb. 45). Sowie das Leiden fortschreitet, ist die Zehe ausrenkbar, auch in Ruhestellung, kann aber noch reguliert werden (Phase 2, Abb. 46). Das Endstadium ist die fixierte Ausrenkung des Grundgelenks II (MTP) (Phase 3). Eine ausgerenkte Zehe kann

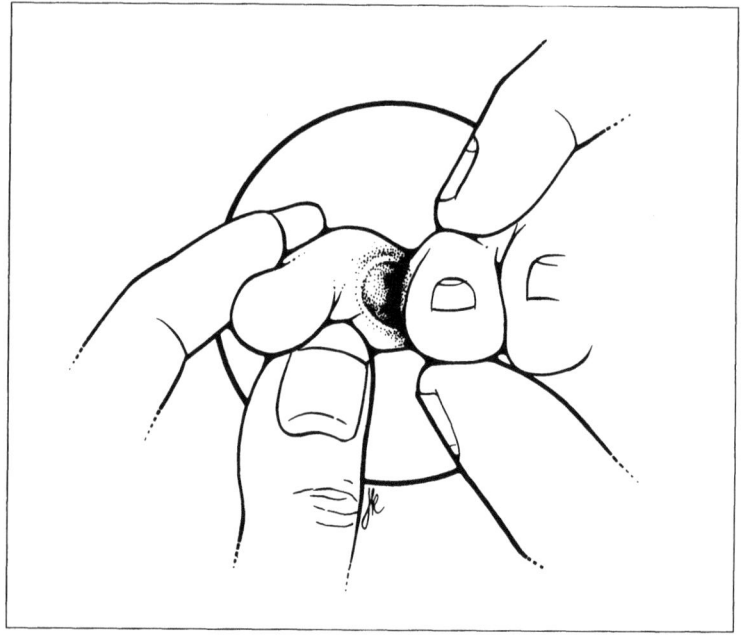

Abb. 47. Weiches Hühnerauge

leicht durch den auffallenden dorsalen Vorsprung der scharfen Kante der Phalanxbasis im Vergleich zu den weichen dorsalen Konturen der benachbarten normalen Grundgelenke (MTP) erkannt werden. Die involvierte Zehe kann auch beträchtlich verkürzt und gelegentlich rotiert sein.

Interdigitale Hühneraugen

Die chronische Hautreizung von 2 aneinanderliegenden Zehen durch einen darunterliegenden Knochenvorsprung kann zu schmerzhafter Kallusbildung führen. Weiche Hühneraugen entstehen, wenn die Interphalanxbeeinträchtigung direkt in der Interdigitalfalte liegt (Abb. 47).

Interdigitale Hühneraugen

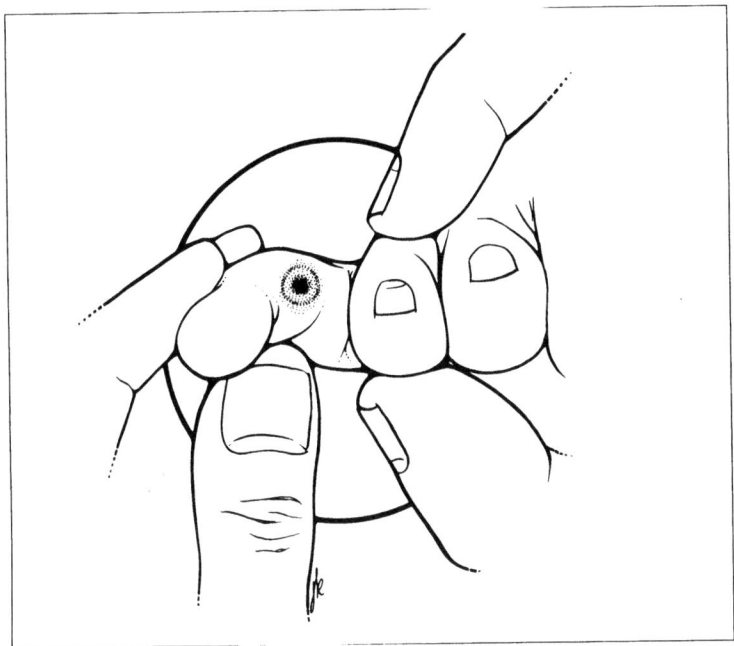

Abb. 48. Hartes Hühnerauge

Die Haut ist hier oft mazeriert und für Infektionen anfällig. Wenn abnorme Reibung zwischen 2 benachbarten Zehen besteht, können sich distal der Interdigitalfalte schmerzhaft harte Hühneraugen bilden (Abb. 48).

7 Metatarsalgie

Folgende Punkte in der Eigenanamnese helfen bei der Unterscheidung der vielfältigen Ursachen von Vorfußbeschwerden: Schmerzlokalisierung, -ausstrahlung, und -charakteristika sowie assoziierte Anschwellungen des Vorfußes oder der Zehen. Eine komplette Anamnese beinhaltet auch immer Angaben über das Schmerzverhalten unter bestimmten Einflüssen, im besonderen beim Barfußgehen auf harten Oberflächen oder in Schuhen. Nur eine sorgfältige Gesamtuntersuchung des symptomatischen Strahls kann eine Fehldiagnose vermeiden. Die Beurteilung sollte folgende Schritte beinhalten:
1. Inspektion der Zehe und des Vorfußes auf Schwellungen und Fehlausrichtungen;
2. sequentielle Palpation (auf Druckschmerz und Weichteil- oder Knochenveränderungen) der plantaren Partien der Mittelfußköpfchen, der Sehne des M. flexor digitorum longus, des dorsalen Teils des Grundgelenks (MTP), des Halses der Mittelfußknochen und des distalen Knochenschaftes und der Interdigitalhäute;
3. Anwendung des Zehenverschiebungstests, um die MTP-Instabilität zu testen.

Schmerz im MTP-Artikulationskomplex

Die meisten Patienten, die unter den Begriff Druckmetatarsalgie fallen, haben Schäden im Grundgelenk (MTP-)komplex. Charakteristisch sind Klagen über das Fühlen eines Steins oder einer harten Erbse im Schuh beim Stehen oder Gehen. Die Beschwerden treten gewöhnlich beim Barfußgehen auf harten Oberflächen (z. B. auf Steinplatten) besonders ausgeprägt auf, werden aber durch schockabsorbierende Kreppsohlen-

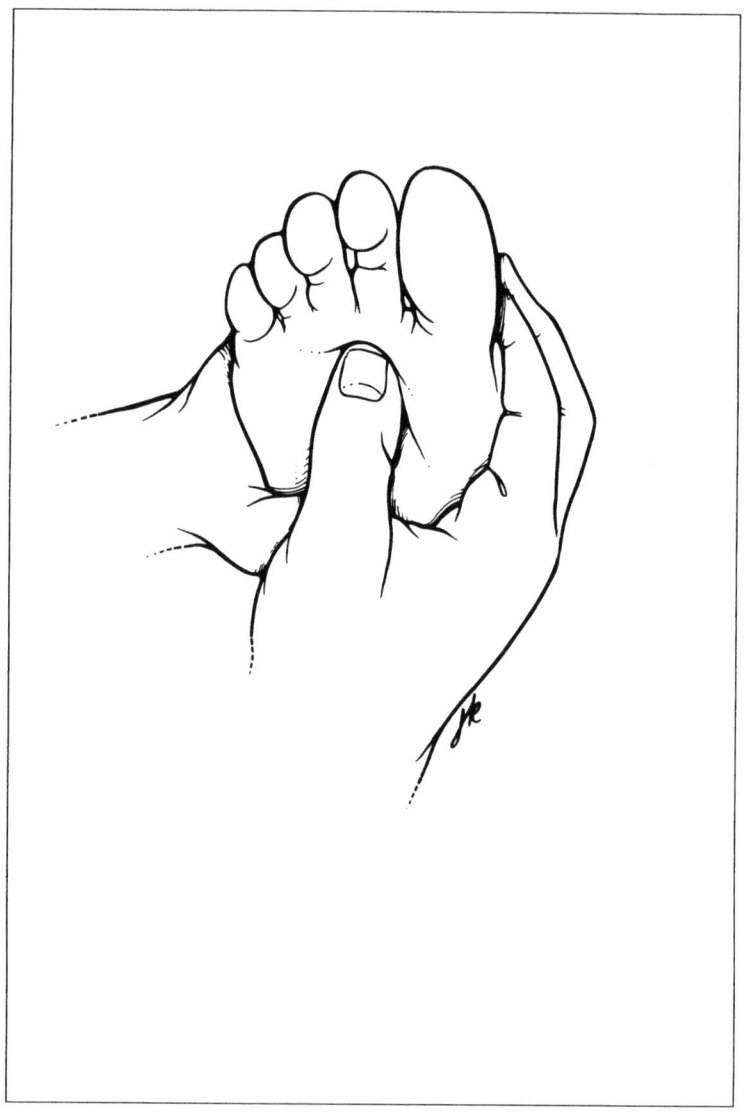

Abb. 49. Druckschmerz des Mittelfußknochenköpfchens

schuhe vermindert. Mit Ausnahme der Beugesehnenentzündung, die mit Schmerz entlang der plantaren Partie der Zehe bis zum Mittelgelenk (PIP) einhergeht, ist Schmerz in den Zehen von Patienten mit Druckmetatarsalgie ungewöhnlich. Weiter berichten diese Patienten auch oft über periodische, auf die involvierte Zehe begrenzte, spindelförmige Anschwellungen. Klagen über Anschwellungen des Vorfußrückens und Beschwerden durch Schuhe mit enger Vorderkappe lassen auf Synovitis oder Arthritis des Grundgelenks (MTP) schließen. Diese Patienten sollten in der Eigen- und Familienanamnese nach rheumatoider Arthritis und Synovitis in anderen Gelenken befragt werden. Schließlich sollte bei Patienten mit Druckmetatarsalgie festgestellt werden, wie häufig plantare Kallusbildung aufgetreten und wie sie behandelt worden ist.

Plantare Kapsulitis

Eine Entzündung der plantaren Kapsel oder eine gelegentliche Degeneration des plantaren Plattenkomplexes ist die häufigste Ursache von Schmerz und Druckschmerz über der plantaren Partie eines einzelnen Mittelfußknochenköpfchens (Abb. 49). Die Abreibung einer degenerativen Platte kann zur Insuffizienz der Schlinge führen, die das Mittelfußknochenköpfchen hält. Dadurch kommt es zum Verlust der Fähigkeit, das Mittelfußknochenköpfchen bei passiver Zehenstreckung in der frühen Abstoßphase anzuheben. Funktionelles Zusammendrücken des Mittelfußknochenköpfchens beim Abstoß verstärkt u.U. dort die lokalen Vertikal- und Scherkräfte und damit den Schmerz des primären Kapselbefundes.

Tenosynovitis der Beugesehnen

Besonders für Freizeit- und Langstreckenläufer ist eine Entzündung der Beugesehnen und ihrer Sehnenscheiden ein häufiges Problem, das durch einen aktivitätsbedingten Schmerz der plantaren Partie des Vor-

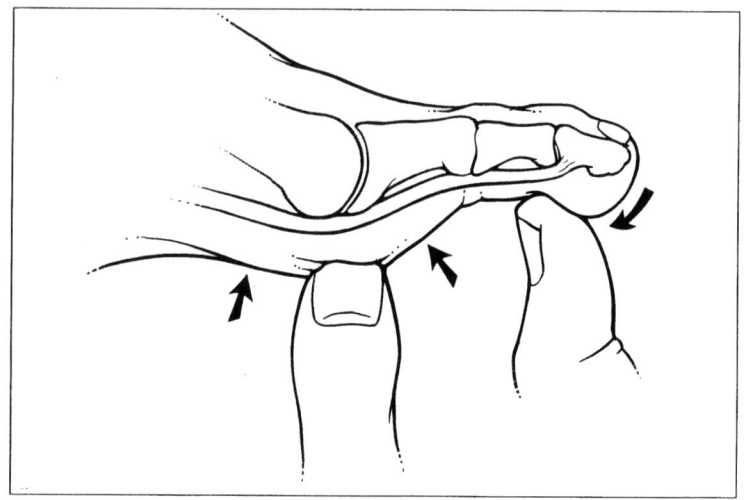

Abb. 50. Beugesehnenentzündung

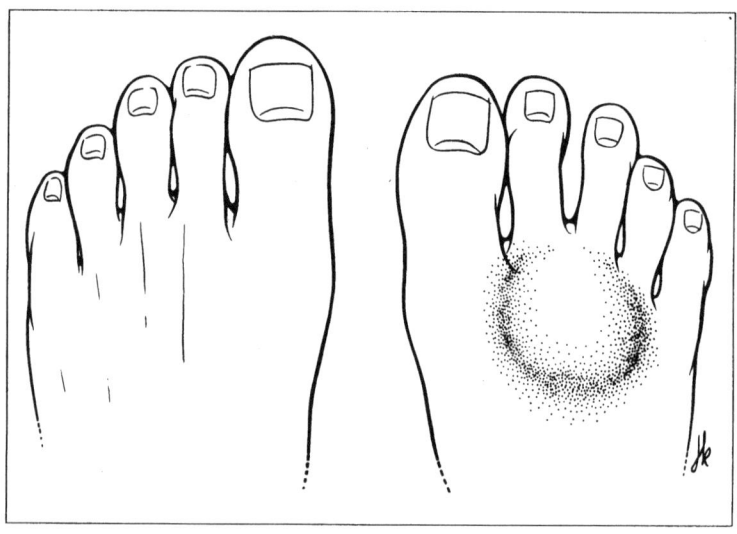

Abb. 51. Synovitis des MTP-Gelenks

Schmerz im MTP-Artikulationskomplex

fußes gekennzeichnet ist. Dieser Schmerz strahlt in die Zehe des involvierten Strahls aus. Wie bei anderen Sehnenentzündungen ist der Schmerz häufig direkt nach der verursachenden Tätigkeit am stärksten und wird erst durch ihre Vermeidung gelindert. Bei Personen mit hauptsächlich sitzender Tätigkeit können sogar schon Schuhe mit hohen Absätzen gleiche Symptome hervorrufen. Es finden sich spindelförmige Anschwellungen der Zehe, aber der charakteristische körperliche Befund ist der plantare Druckschmerz, proximal und distal des Mittelfußknochenköpfchens. Wird die Zehe gegen Widerstand gebeugt, kommt es zu Druckschmerz der entzündeten Sehne, der durch manuellen Druck an verschiedenen Stellen entlang der Sehne verstärkt werden kann (Abb. 50).

Synovitis und Arthritis

Schwellungen, die aufgrund einer Synovitis des Grundgelenks (MTP) entstehen, führen zu einem Verlust der normalen dorsalen Konkavwölbung des Vorfußes. Weiterhin findet sich auch häufig ein Spreizen der benachbarten Zehen und Druckschmerz der dorsalen Gelenklinie (Abb. 51). Dorsaler Druckschmerz ist oft noch ausgeprägter als der der plantaren Partie des Gelenks. Isolierte Synovitis des Grundgelenks II (MTP) kann sowohl spontan oder auch infolge einer traumatischen Gelenkverletzung entstehen. In beiden Fällen ist eine mögliche Spätfolge dieses entzündlichen Prozesses eine Gelenkinstabilität mit überkreuzter Zehendeformität aufgrund von Kapselschwäche oder -ruptur. Der Zehenverschiebungstest kann während der akuten Synovitisphase positiv sein. Auch das chronisch-instabile MTP-Gelenk (s. Kap. 7) kann eine länger andauernde Metatarsalgie verursachen.

Eine Synovitis mehrer Grundgelenke (MTP) mit einem warmen, geschwollenen, weichen und schmerzhaften Vorfuß sollte den Verdacht auf eine systemische Arthritis lenken. In diesem Fall ist eine Untersuchung der anderen Gelenke, im besonderen der Grundgelenke (MTP) des anderen Fußes, ratsam.

Avaskuläre Nekrose des Mittelfußknochenköpfchens

Die dorsale, segmentäre avaskuläre Nekrose des Mittelfußknochenköpfchens (Freiberg-Köhler-Syndrom) mit Zersplitterung verursacht einen Druckschmerz im dorsalen Grundgelenk (MTP) und gelegentlich einen Erguß. Röntgenaufnahmen helfen, diesen Prozeß von einer reinen Synovitis zu unterscheiden.

Interdigitalneurom

Verfängt sich der N. digitalis plantaris communis proximal seiner Gabelung am distalen Rand des Lig. metatarseum transversum profundum, so ist dies die häufigste Ursache eines Interdigitalneuroms. Der Begriff „Neurom" ist in Wirklichkeit eine Fehlbezeichnung, da es sich bei der spindelförmigen Nervenschwellung distal des Ligaments nicht um eine abnorme Wucherung von Nervengewebe, sondern um degenerative Nervenfasern mit ausgeprägter perineuraler Fibrose handelt. Der verfangene, verletzte Nerv verursacht einen schmerzenden, brennenden Vorfuß. Schmerz und Parästhesien kommen gelegentlich auch in den Zehen zu beiden Seiten der involvierten Interdigitalhaut vor. Die Symptome werden durch Schuhe mit zu enger Vorderkappe noch weiter verschlechtert; sie werden jedoch in fortgeschrittenen Fällen durch jeden beliebigen Schuh hervorgerufen. Im Gegensatz zu Patienten mit Druckmetatarsalgie haben Patienten mit reinem Neuromschmerz beim Barfußgehen, selbst auf harten Böden, weniger Beschwerden als in Schuhen.

Symptomatische Interdigitalneurome bilden sich am häufigsten in der 2. (zwischen der 2. und 3. Zehe), aber auch in der 3. (zwischen der 3. und 4. Zehe) Interdigitalfalte (Abb. 52). Neurome der 1. und 4. Interdigitalfalte sind selten. Die involvierten Nerven sind reizbar und sehr druckempfindlich. Ein Druck auf den Nerv zwischen den Zehen distal der Mittelfußknochenköpfchen verursacht Schmerz und gelegentlich Parästhesien in den Zehen (Abb. 53). In fortgeschrittenen Fällen kann eine kleine Masse zwischen den Zehen palpierbar sein.

Interdigitalneurom

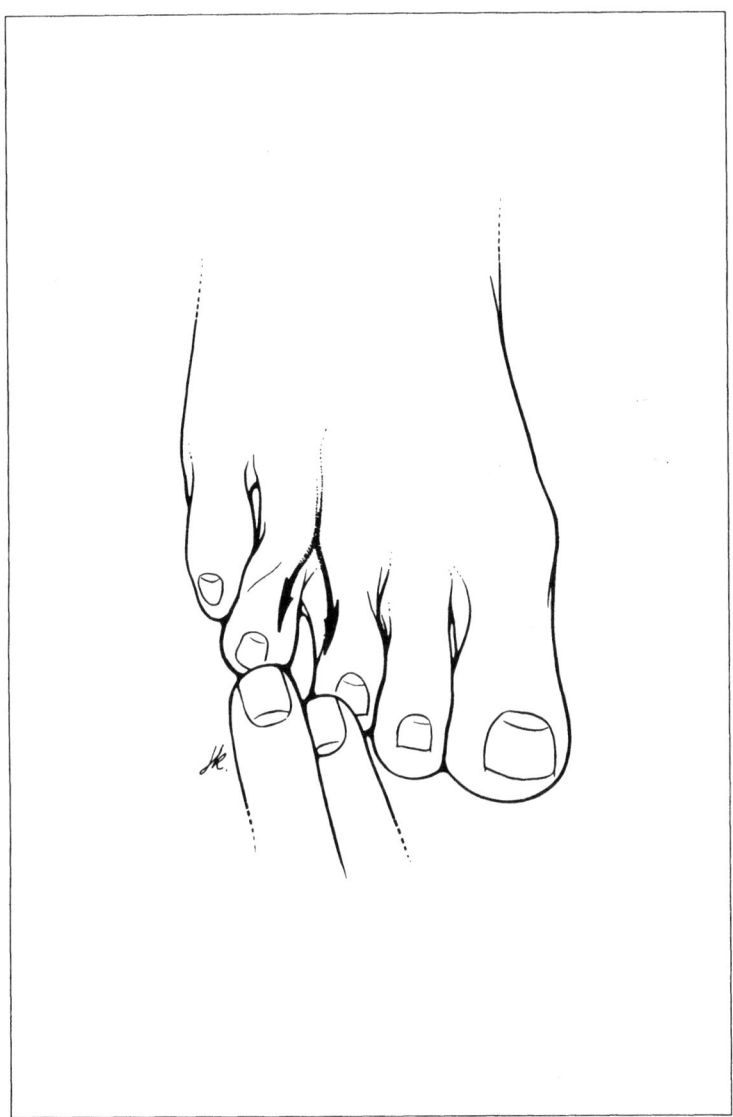

Abb. 52. Nn. digitales dorsales pedis, Innervation benachbarter Zehen

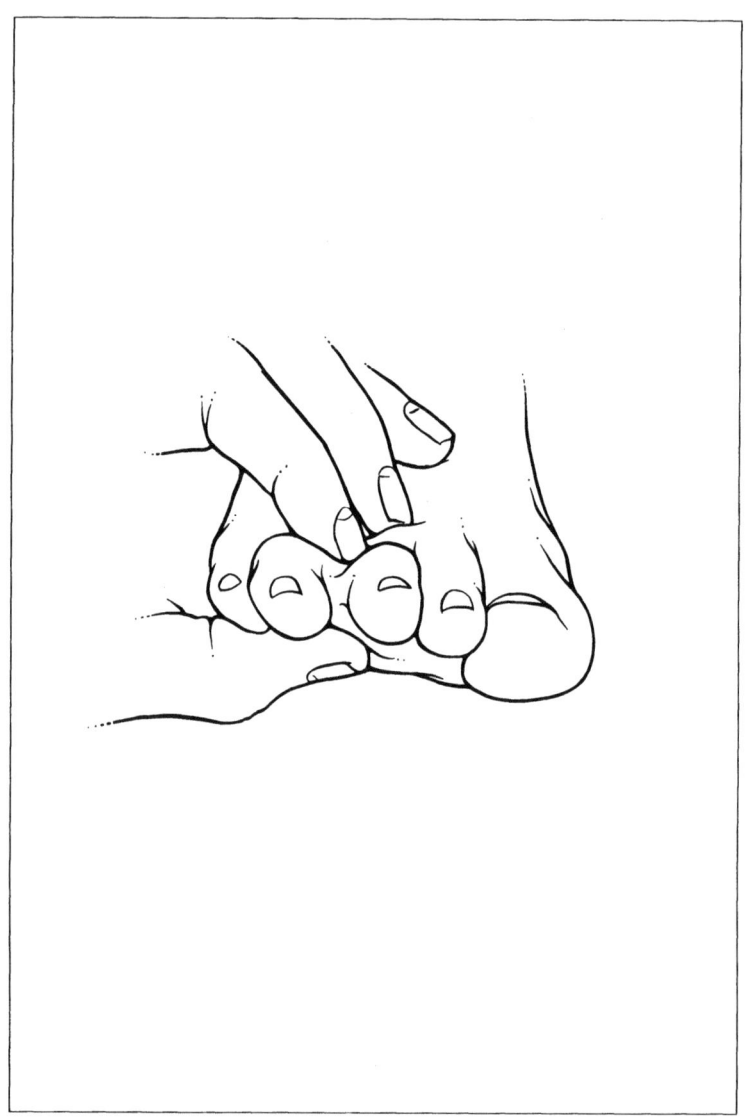

Abb. 53. Drucktest auf den Interdigitalfaltenbereich

Interdigitalneurom

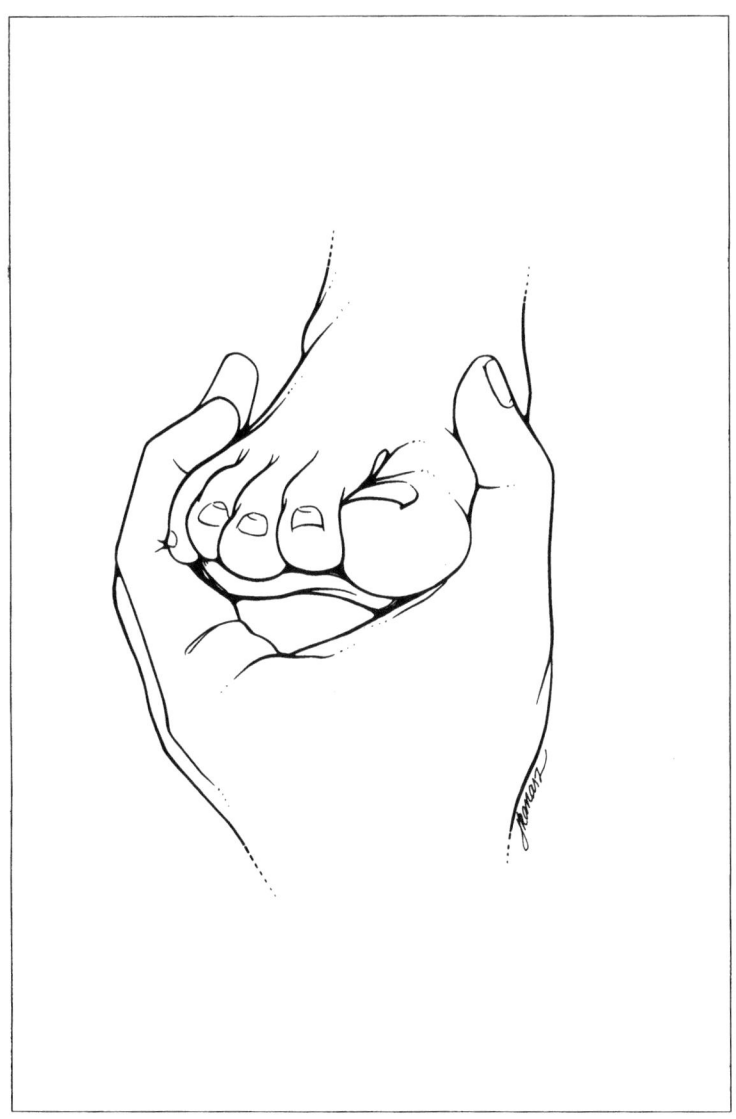

Abb. 54. Zusammendrücken des Vorfußes zur Bestimmung des "Mulder-Klick"

Ein eindeutiges Klicken („Mulder-Klick") kann hervorgerufen werden, indem der Vorfuß zusammengedrückt oder die benachbarten Mittelfußknochenköpfchen gegeneinander verschoben werden (Abb. 54). Perkussion über dem Neurom bei passiv gestreckten Zehen kann Zehenparästhesien hervorrufen (Abb. 55). Nach längerem Krankheitsverlauf kann sich die Druck- und Schmerzempfindung in der plantaren Zehenpartie der angrenzenden Interdigitalfalte verringern (Abb. 56).

Marschfrakturen der Ossa metatarsalia

Das erste Zeichen einer Marschfraktur des Mittelfußknochen ist ein aktivitätsbedingter, dorsaler Vorfußschmerz, und zwar besonders bei:

1. Personen, die ihre körperliche Aktivität dramatisch gesteigert haben (z. B. Militärrekruten oder Schulsportler am Anfang einer Saison);
2. Langstreckenläufer und Athleten mit wiederholter Vorfußbelastung;
3. Patienten mit Osteoporose.

Der Schmerz tritt häufig mit einer dorsalen Anschwellung des Vorfußes auf und gelegentlich mit einem leichten Erythem und erhöhter Hauttemperatur. Extremer Druckschmerz über der Fraktur ist ein charakteristisches Untersuchungsmerkmal. Aber auch Belastung durch Biegen des involvierten Mittelfußknochens ohne direkten Druck auf die Fraktur verursacht Beschwerden. Der übliche Krankheitsverlauf bei Marschfrakturen der Mittelfußknochen zeigt zügigen Symptomrückgang, sobald die verursachende Aktivität eingestellt wird. Ein Wiederaufflackern der Symptome ist das Resultat der voreiligen Wiederaufnahme der sportlichen Betätigung ohne genügend Zeit zur Ausheilung der Fraktur.

Fehlende röntgenologische Merkmale in der Frühphase erfordern zu diesem Zeitpunkt gelegentlich ein Szintigramm zur Bestätigung der Diagnose.

Marschfrakturen der Ossa metatarsalia

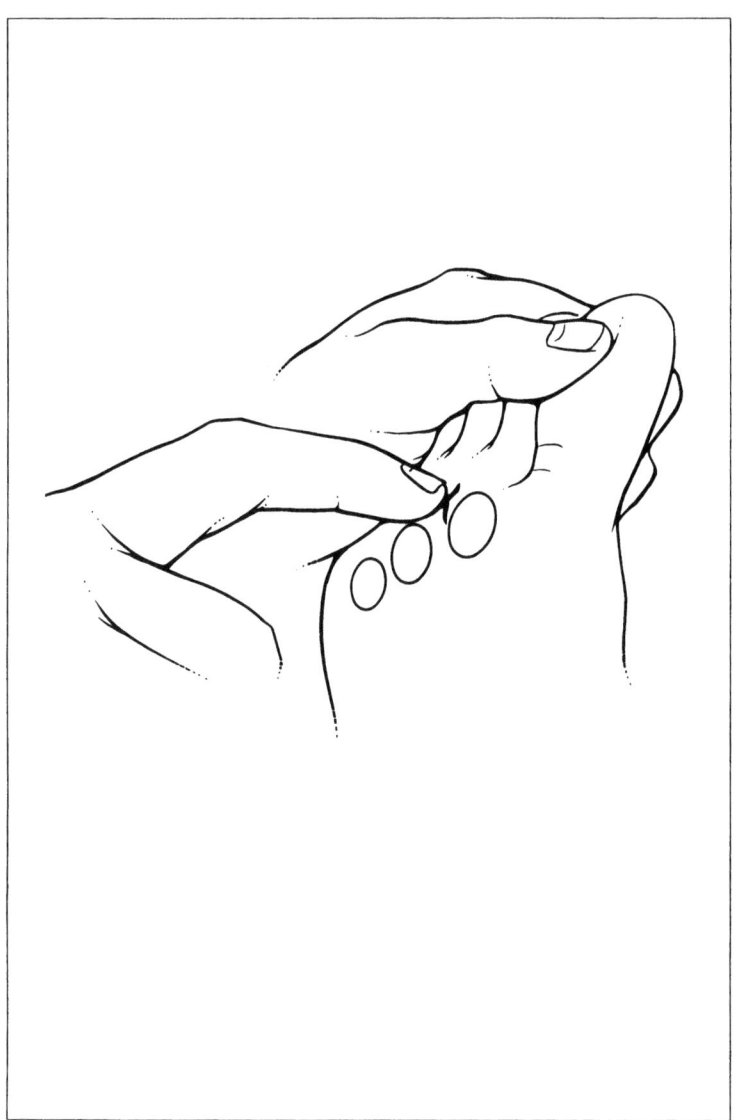

Abb. 55. Perkussion über dem Nerv

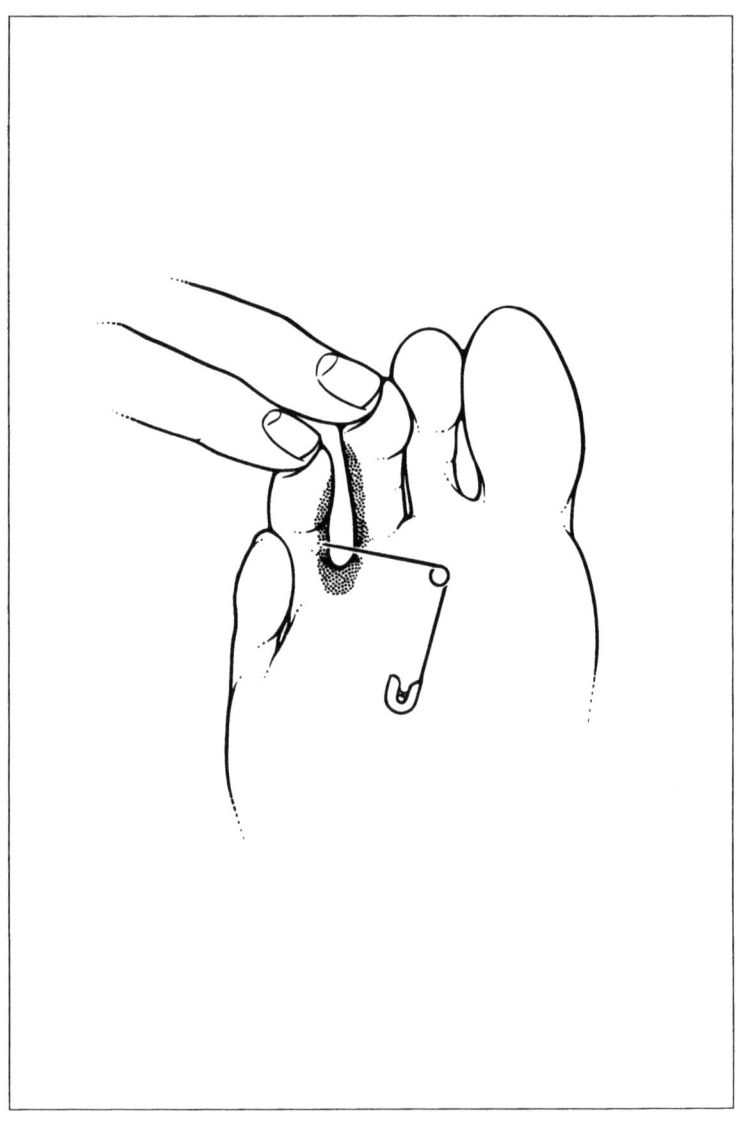

Abb. 56. Hautinnervation des 3. N. interdigitalis dorsalis pedis

8 Fersenschmerz

Die meisten Patienten mit Fersenschmerzen lokalisieren ihre Beschwerden in der Mitte des Fersenpolsters. Die körperliche Untersuchung weist einen Druckschmerz an derselben Stelle oder nur leicht medial der Mittellinie nach. Patienten mit isolierten Schmerzen ohne Druckschmerz der benachbarten Knochen oder der Weichteile werden oft unter der Diagnose Achillodynie zusammengefaßt. Wie auch bei anderen nach Beschwerden benannten Syndromen verdeutlicht auch dieser Begriff fehlende Kenntnisse über die Symptomursachen. Obwohl die exakten Gründe für eine Achillodynie unklar sind, gehören zu den unterschiedlichen Hypothesen der Ätiologie Nerveneinklemmung, fokale Streßfrakturen des Kalkaneus sowie die weitverbreitete Theorie über eine Entzündung der Aponeurosis plantaris an ihrem Ansatz am Kalkaneus. Obwohl die meisten Patienten mit Fersenschmerz in diese diagnostische Gruppe fallen, darf der Arzt die anderen Ursachen von Rückfußschmerzen nicht übersehen. Um pathologische Befunde nicht zu übersehen und Fehldiagnosen zu vermeiden, ist deshalb ein systematisches Vorgehen bei der Untersuchung dieser Patienten unumgänglich.

Sequenz der Untersuchungsschritte

Der Patient steht und dreht dem Untersucher den Rücken zu. Kallusse, Areale von Hautreizung, Schwellungen und eindeutige Knochenvorsprünge in der Region der Ferse werden beschrieben. Eine Gangart mit Gewichtsentlastung der Ferse zur Vemeidung von Schmerzen wird häufig festgestellt. Dann setzt sich der Patient, und die systematische Palpation zum Nachweis von Druckschmerz und strukturellen Irregularitäten beginnt von proximal nach distal entlang der Achillessehne zum Sehnenansatz, dem Tuber calcanei und der hinteren Spitze des Kalkaneus. Die plantare Faszie ist am leichtesten unter Spannung zu beurteilen, die durch passives Strecken der Zehen erzeugt werden kann. Mit den Fingern wird dann Druck auf die Faszie ausgeübt, und zwar zuerst in der Mitte der Fußwölbung, wo die Faszie leicht zu finden ist, und dann von dort nach hinten zu ihrem Ansatzpunkt am Kalkaneus. Danach wird das Fersenpolster gründlich auf Druckschmerz untersucht. Es folgt der Fersendrucktest, bei dem die hintere Hälfte des Kalkaneus zwischen den Daumenballen des Untersuchers zusammengedrückt wird. Die Untersuchung wird mit einer Beurteilung der subtalaren Beweglichkeit und einer Palpation der Facies articularis talaris posterior und des Sinus tarsi auf Druckschmerz abgeschlossen.

Schleimbeutelentzündung der Achillessehne

Entzündungen der Achillessehne und ihres Schleimbeutels können zusammen auftreten, sind jedoch 2 unterschiedliche Krankheiten. Bei der Achillessehnenentzündung findet sich maximaler Druckschmerz meistens 3–4 cm proximal des Sehnenansatzes (Abb. 57). Der Schleimbeutel liegt zwischen der Achillessehne und dem hinteren Teil des Kalkaneus proximal des Sehnenansatzes. Die entzündete Bursa schwillt gelegentlich an und verursacht dadurch eine symmetrische Erweiterung der Ferse um die distale Sehne herum. Maximaler Druckschmerz findet sich in diesem Fall leicht proximal des Sehnenansatzes über der Sehne und auf der gleichen Höhe medial und lateral der Sehne (Abb. 58).

Haglund-Exostose

Obwohl die Haglund-Ferse und die Achillobursitis oft im gleichen Atemzug genannt werden, sind es doch 2 unterschiedliche Grunderkrankungen. Bei der Haglund-Ferse findet sich ein charakteristischer

Haglund-Exostose

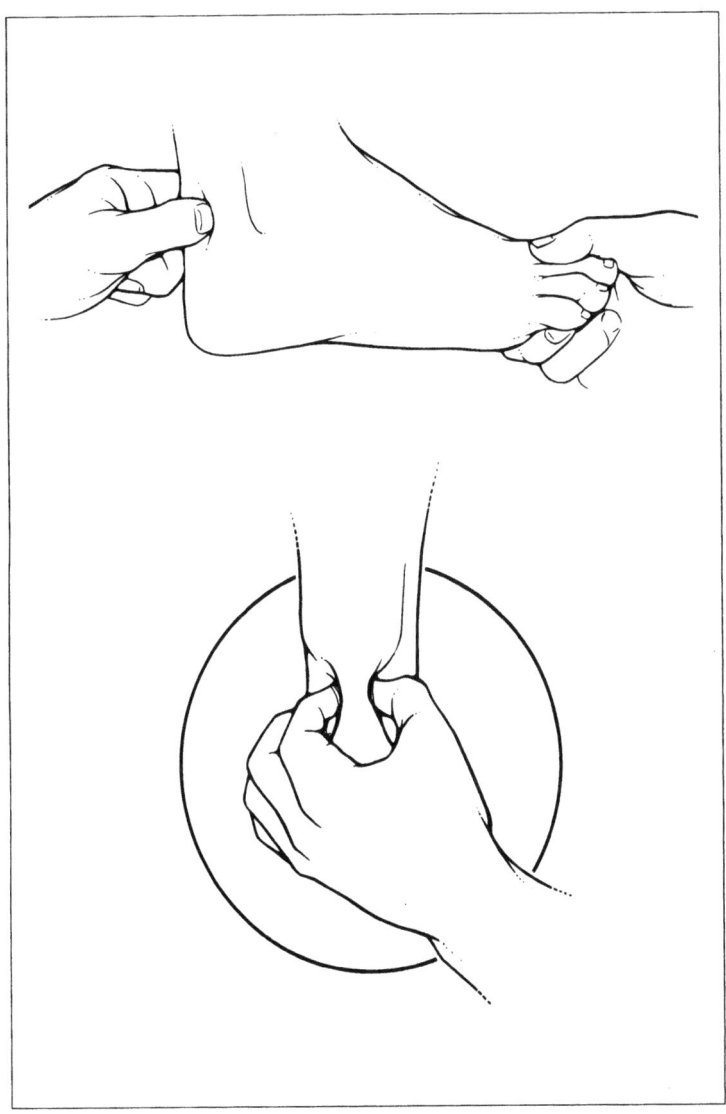

Abb. 57. Achillessehnenentzündung

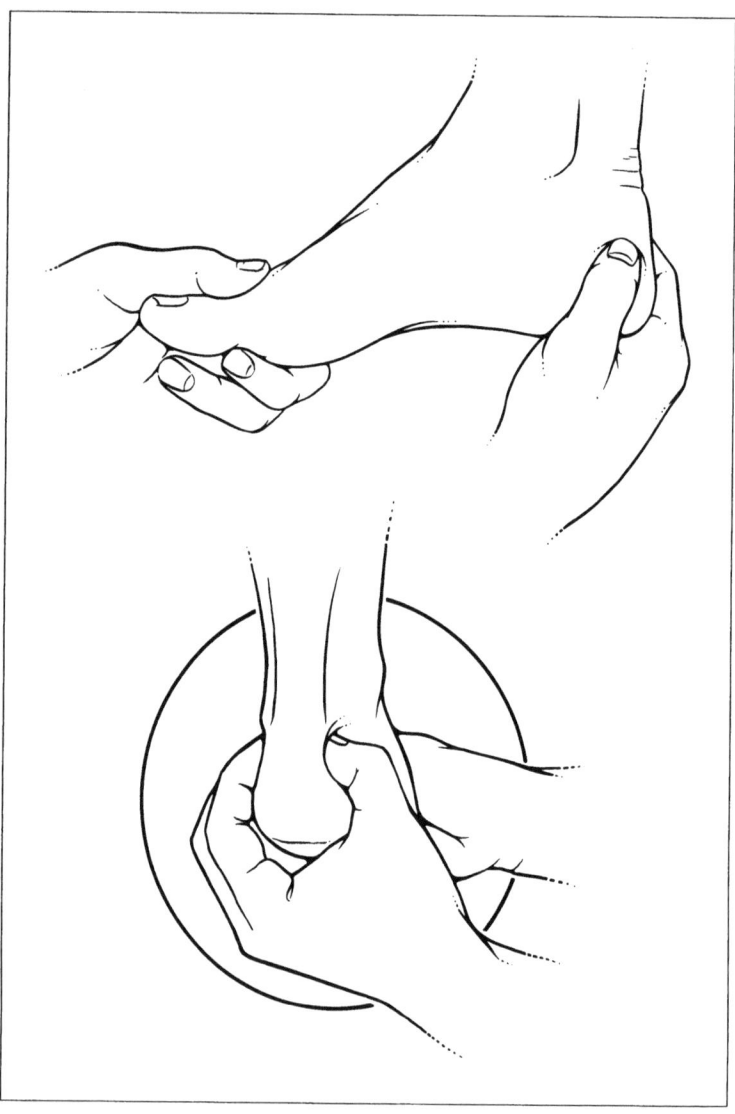

Abb. 58. Schleimbeutelentzündung der Achillessehne

Haglund-Exostose

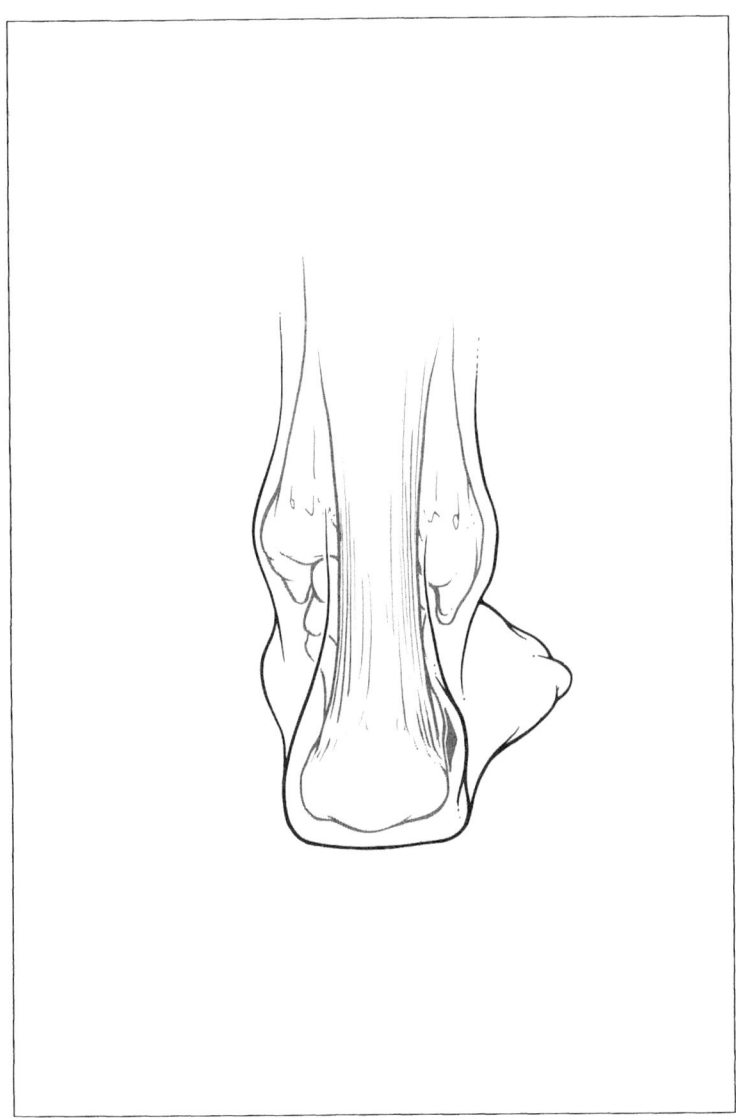

Abb. 59. Haglund-Ferse

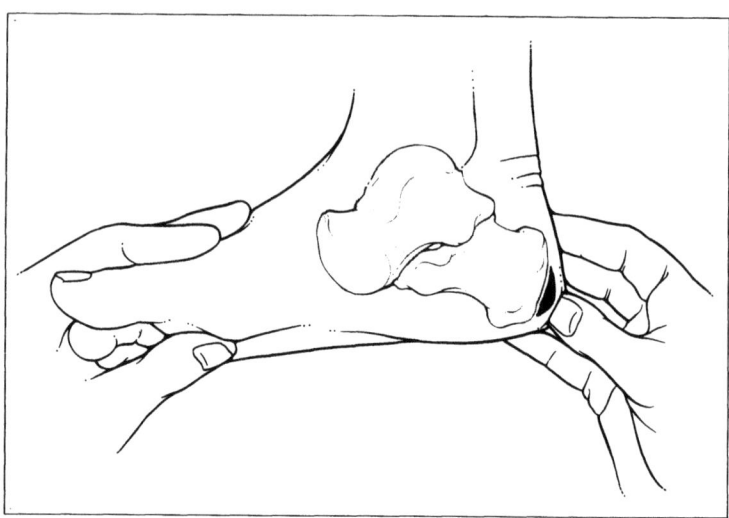

Abb. 60. Apophysitis calcanei

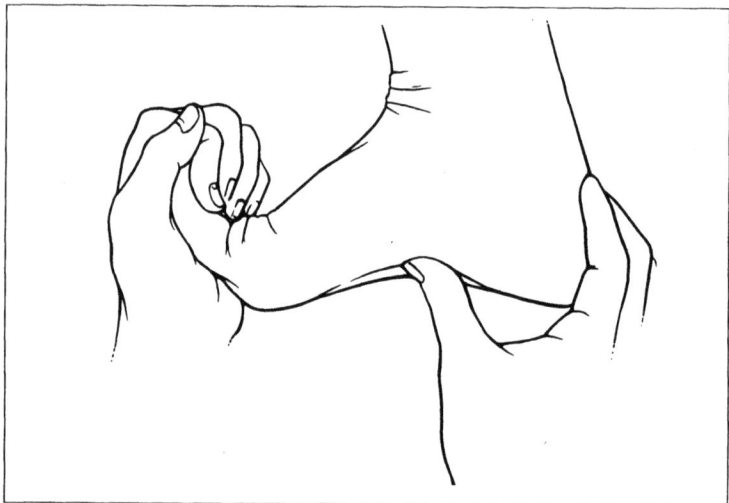

Abb. 61. Entzündung der Fußsohlenfaszie

Knochenvorsprung des Kalkaneus gewöhnlich leicht lateral und proximal des Achillessehnenansatzes. Die Exostose verläuft longitudinal, parallel zur Sehne (Abb. 59). Die überdeckende Haut ist oft gerötet, und der Patient klagt hauptsächlich über eine lokale, durch Schuhe verursachte Reizung. Druckschmerz findet sich nur über der eigentlichen Verdickung. Dieser Befund, das Vorhandensein eines unilateralen Knochenvorsprungs und fehlende diffuse Schwellungen helfen diese Erkrankung von einer Achillobursitis zu unterscheiden.

Apophysitis calcanei

Bei sportlichen Jugendlichen (gewöhnlich Jungen) mit unvollständiger Skelettreifung ist ein Schmerz an der Fersenspitze meistens auf eine aseptische Osteonekrose der Apophyse des Kalkaneus (Apophysitis calcanei) zurückzuführen. Fast immer ist Rennen auf harten Flächen ohne Aufprallabsorption Teil ihrer sportlichen Betätigung. Untersuchungsmerkmale sind Druckschmerz an der Spitze der Ferse und normalerweise Beschwerden bei passivem Strecken der Achillessehne (Abb. 60).

Entzündung der Aponeurosis plantaris

Die Fußsohlenfaszie oder Aponeurosis plantaris bildet das Fußgewölbe aus. Ihr proximaler Ursprung ist der Processus medialis tuberis calcanei; distal verläuft sie mit den plantaren Weichteilen der Grundgelenke (MTP) und verankert sich in den Basen der Phalangen. Der dickste Teil der Faszie liegt zwischen der Basis des Hallux und dem Processus medialis tuberis calcanei. Passive Zehenstreckung spannt die Sehne, wodurch sie in diesem Intervall leicht palpierbar wird (Abb. 61). Patienten mit einer Entzündung der Aponeurosis plantaris spüren Druckschmerz entlang der gespannten Faszie, normalerweise am stärksten entlang des plantaren Teils des Mittelfußes.

Die plantare Fibromatose, eine Erkrankung, die sich von der Entzündung der Aponeurosis plantaris unterscheidet, aber damit gelegentlich verwechselt wird, hat als charakteristisches Merkmal ein oder mehrere, fest an der Faszie verankerte, kleine Knötchen (Durchmesser 2 cm). Die Hände von Patienten mit plantarer Fibromatose sollten auf die damit verwandte Dupuytren-Kontraktur untersucht werden.

Fersenschmerzsyndrom

Der lokalisierte, zentrale oder mediale Druckschmerz des Fersenpolsters ohne Druckschmerz entlang der distalen Aponeurosis plantaris und mit negativem Fersendrucktest fällt unter den Sammelbegriff Fersenschmerzsyndron (Achillodynie) (Abb. 62). Wie bereits angeführt, ist dies die häufigste und am schlechtesten verstandene Ursache von Fersenschmerz. Die wahrscheinlich häufigste Schmerzursache ist eine Entzündung der Ansatzstelle der Aponeurosis plantaris am Kalkaneus. Außer der Palpation der Ferse auf Druckschmerz sollte auch die Dicke des Fersenpolsters beurteilt werden. Weitere mögliche Ursachen von zentralem Fersenschmerz sind eine entzündete Bursa unter dem Fettpolster, mit oder ohne Ossicula, und ein vorstehendes Rheumaknötchen.

Streßfrakturen des Kalkaneus

Diese Frakturen können in jeder Altersgruppe vorkommen und beschränken sich nicht auf Patienten mit wiederholter hoher Fersenbelastung. Aktivitäten des täglichen Lebens reichen aus, um bei Patienten mit Osteoporose Streßfrakturen hervorzurufen. Die meisten dieser Frakturen verlaufen rechtwinklig zu den trabekulären Linien in der hinteren Hälfte des Kalkaneus und erstrecken sich vom oberen hinteren Kalkaneus nach unten zur Fascia articularis posterior und nach distal in den unteren Kalkaneus leicht anterior des Tuber calcanei (Abb. 63). Patienten mit solchen Frakturen haben einen ausgeprägten schmerzent-

Streßfrakturen des Kalkaneus

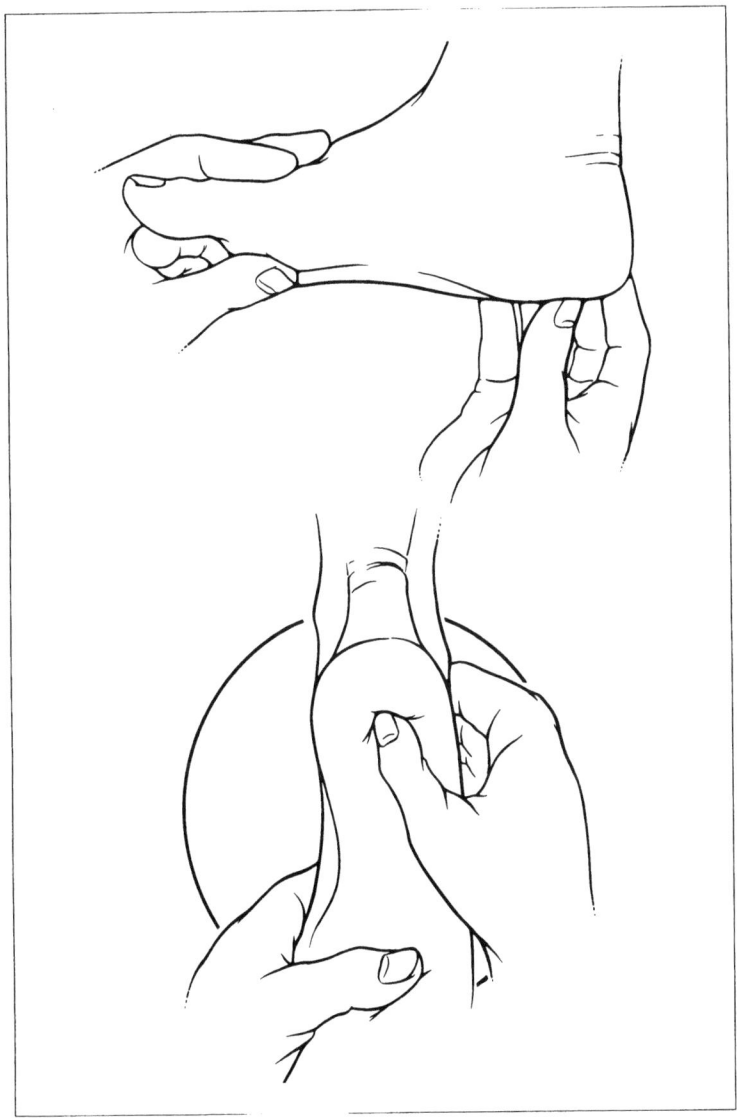

Abb. 62. Achillodynie

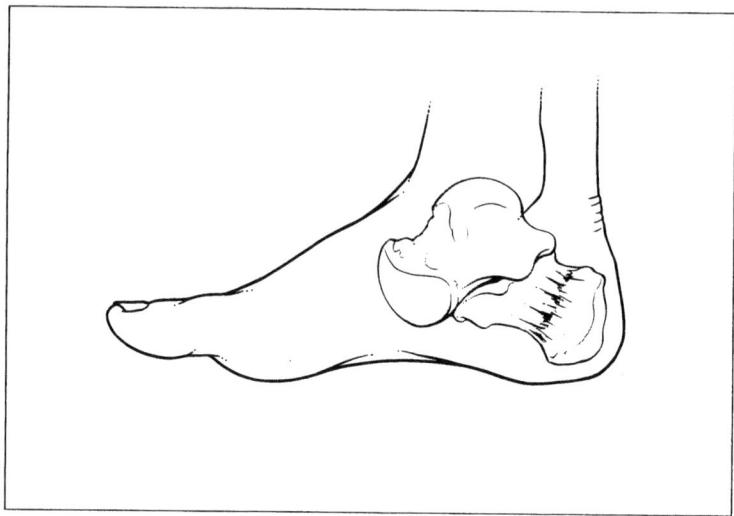

Abb. 63. Streßfraktur des Kalkaneus

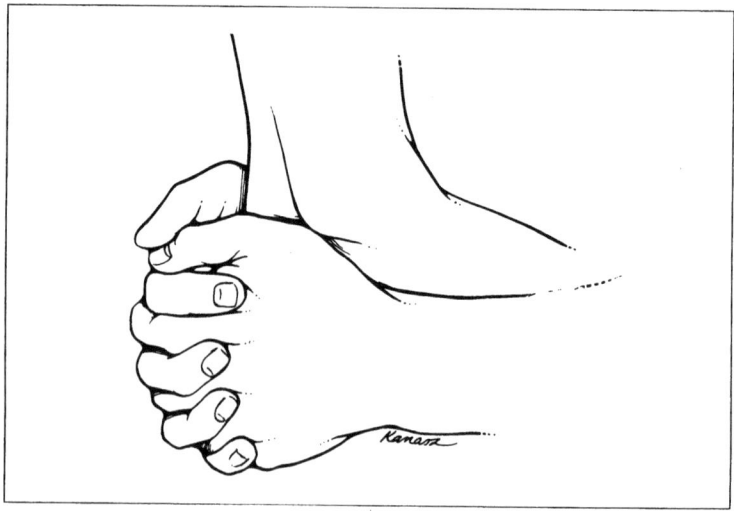

Abb. 64. Fersendrucktest

lastenden Gang, häufig mit einer vollständigen Gewichtsentlastung der Ferse. Die Ferse kann diffus geschwollen und druckschmerzhaft sein. Maximale Schmerzen werden durch den Fersendrucktest hervorgerufen, in dem die Frakturlinien des Kalkaneus zwischen den Daumenballen des Untersuchers symmetrisch zusammengepreßt werden (Abb. 64). Diese Untersuchung verursacht bei Patienten mit Fersenschmerzen aufgrund anderer Ursachen selten stärkere Schmerzen.

Arthritis des unteren Sprunggelenks

Obwohl die meisten Patienten mit subtalarer Arthritis über Schmerzen im oberen Sprunggelenk klagen, sollte auch das untere Sprunggelenk bei allen Patienten mit Fersenschmerzen kurz beurteilt werden. Der Kalkaneus wird fest im Handteller des Untersuchers gehalten, mit den Fingern über der Facies articularis calcanea posterior der Articulatio subtalaris, bevor der Kalkaneus in Inversion und Eversion bewegt wird, um die subtalare Mobilität zu bestimmen. Eine Verlagerung des Kalkaneus im Verhältnis zum Talus kann mit den Fingerspitzen beurteilt werden (Abb. 17). Verringerte Mobilität, Krepitation und Schmerz durch Streß an den Grenzen des Bewegungsspielraums deuten auf eine Arthritis des unteren Sprunggelenks hin. Weitere mögliche Untersuchungsbefunde sind eine Anschwellung unter und hinter den Malleoli und ein Druckschmerz entlang der Facies articularis calcanea posterior und im Sinus tarsi.

9 Sehnenerkrankungen des oberen Sprunggelenks und des Rückfußes

Anamnese

Zu den Sehnenerkrankungen des oberen Sprunggelenks und des Rückfußes gehören Sehnenentzündungen (Tendinitis), synoviale Sehnenscheidenentzündung (Tendosynovitis), Entzündung der Ansatzstellen der Sehnen und Faszien (Insertionstendopathien), Subluxation der Sehnen sowie partielle und vollständige Sehnenrisse (Sehnenruptur).

Am häufigsten leiden Patienten mit Sehnenerkrankungen an progressivem Schmerz im Bereich der involvierten Sehne. Diese Beschwerden beginnen normalerweise allmählich, ohne daß ein vorangegangenes Trauma bekannt ist. Der Schmerz verstärkt sich durch alle sehnenbelastenden Bewegungen. Bei Personen mit überwiegend sitzender Tätigkeit können diese Symptome sogar durch längeres Stehen hervorgerufen werden. Nach dem morgendlichen Aufstehen oder nach längerem Sitzen sind die ersten Schritte oft mit starken Schmerzen verbunden. Nach ein paar Minuten in Bewegung läßt dieser akute Anfangsschmerz nach, ein Phänomen, das sich die Patienten durch „Entkrampfen" und „Ausdehnen" erklären. Besonders nach größerer Aktivität treten die Symptome dann jedoch während des Tages allmählich wieder auf. Durch einen Arzt oder durch Eigeninitiative anbehandelte Patienten berichten häufig über Schmerzlinderung durch verschreibungspflichtige oder auch rezeptfreie Antiphlogistika. Seltener wird eine abnorme Belastung der involvierten Sehne durch eine Fußdeformität oder durch abnorme Fußhaltung verursacht. Diese Haltungsveränderungen können darauf beruhen, daß der Patient wegen einer Läsion (z. B. Verruca plantaris) oder wegen Arthrosis deformans (z. B. Hallux rigidus) den Fuß schonen will.

Patienten mit einem partiellen oder vollständigen Sehnenriß klagen meistens über eine aktivitätsbedingte Schwellung, die im Ruhezustand zurückgeht. Auch über graduelle progressive Fußdeformitäten wird berichtet. Weitere mögliche Beschwerden sind Schwäche, Fußermüdung und Funktionsverlust.

Folgende Merkmale von Erkrankungen des oberen Sprunggelenks und der Sehnen sind während der körperlichen Untersuchung zu beachten:

1. Schwellung entlang der Sehne mit Verlust der normalen Oberflächenkonturen, besonders Verlust der Konkavitäten posterior der beiden Malleoli;
2. statische Fußdeformitäten, die Prädisposition oder Resultat einer Sehnenerkrankung sind;
3. ein durch Schmerz oder Funktionsverlust hervorgerufenes Hinken;
4. Druckschmerz entlang der Sehne, verstärkt durch willkürliches Anspannen des involvierten Muskels gegen Widerstand;
5. Schmerz bei passivem Dehnen der involvierten Sehne;
6. Schwäche oder Funktionsausfall des involvierten Muskels gegen manuellen Widerstand oder im Stehtest;
7. Verlust der Bewegung, die normalerweise durch ein Zusammenpressen des involvierten Muskelbauchs hervorgerufen wird.

Hinweise auf eine Sehnenerkrankung bei der Anamnese veranlassen den Arzt, auf die hier genannten Untersuchungsmerkmale besonders zu achten. Durch adäquate Kenntnisse der regionalen Anatomie und der Funktion der einzelnen Muskeln ist eine korrekte Diagnose der Erkrankung und die Identifizierung der involvierten Sehne nicht schwierig.

Achillessehnenentzündung

Eine Entzündung der Achillessehne ist meistens ein Problem von Sportlern, v. a. von Langstreckenläufern. Aktivitätsbezogener Schmerz entlang der Sehne ist gewöhnlich die Hauptbeschwerde. Bei Läufern sollte deshalb besonders auf folgende Veränderungen geachtet werden: Schuhwerk, Trainingsgelände und Trainingsprogramm, wie z. B. Aufwärmstreckübungen, Gesamtstreckenlänge und Trainingsroutine.

Weil selbst eine normale Achillessehne auf Druck sensibel reagiert, muß die symptomatische Seite mit der normalen verglichen werden. Der größte Druckschmerz findet sich proximal des Sehnenansatzes und verläuft von dort entlang der Sehne (Abb. 57). In fortgeschrittenen Fällen kann entlang der Sehne eine Schwellung, Knötchenbildung oder tastbare Krepitation vorhanden sein.

Achillessehnenriß

Plötzlicher, starker Schmerz im hinteren Teil der unteren Wade beim Springen oder Abstoßen ist gewöhnlich ein Zeichen eines akuten Achillessehnenrisses. Obwohl der Schmerz am Anfang kaum auszuhalten ist, läßt er doch gewöhnlich innerhalb weniger Tage so weit nach, daß der Patient mit nur minimalem Hinken gehen kann. Bei näherer Betrachtung stellt man oft fest, daß im hinteren Teil der unteren Wade Schwellungen oder Ekchymosen auftreten, und daß der auf einem Fuß stehende Patient die Ferse des betreffenden Beins nicht anheben kann. Der lokale Druckschmerz ist oft überraschend schwach, aber ein Defekt in der Sehnenkontinuität ist nicht selten tastbar. Der Thompson-Test ist der definitive diganostische Test (Abb. 65): Der Patient liegt bäuchlings auf dem Behandlungstisch und läßt seine Füße darüber hinausstehen. Durch Zusammenpressen der betreffenden Wadenmuskulatur sollte eine schnelle passive Plantarflexion des Fußes provoziert werden. Fehlt diese Plantarflexion, so liegt eine vollständige Kontinuitätsunterbrechung der Sehne vor. Die Reaktion auf den Drucktest bei einem partiellen Sehnenriß ist nicht immer eindeutig und vom Grad der Unterbrechung abhängig.

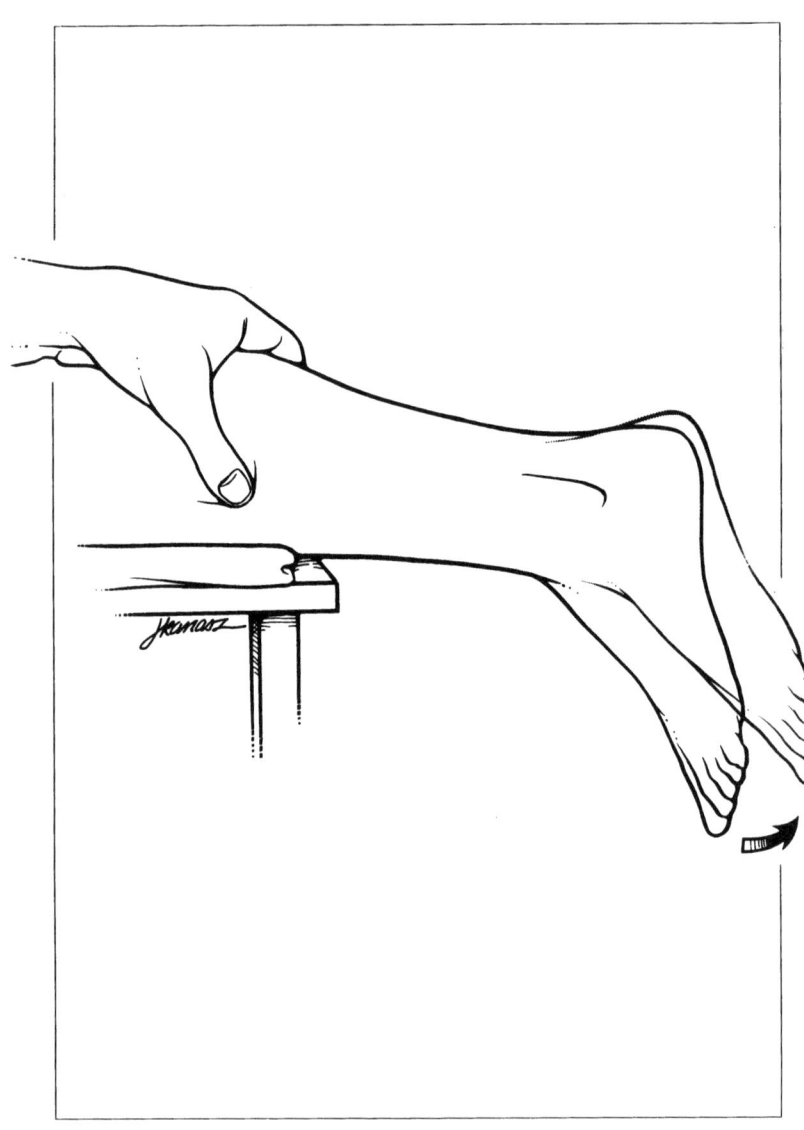

Abb. 65. Thompson-Drucktest

Sehnenentzündung des M. tibialis posterior

Außer nach akuten Verletzungen beruhen die häufigsten Schmerzen im mittleren oberen Sprunggelenk und im proximalen Fußgewölbe auf einer Entzündung der Sehne des M. tibialis posterior (oder auf einem symptomatischen akzessorischen Os naviculare). Patienten mit Sehnenentzündung lokalisieren den Schmerz generell entlang des Verlaufs der Sehne vom hinteren Ende des Malleolus medialis und distal bis zum Längsgewölbe des Fußes. Überwiegend sitzende Patienten mit Plattfuß und einer Sehnenentzündung des M. tibialis posterior klagen oft über Schmerzen nach längerem Stehen. Sportler mit Pes planus neigen zu demselben Problem und haben oft Schmerzen bei athletischer Belastung. Bei Patienten mittleren Alters sind die Symptome einer Sehnenentzündung des M. tibialis posterior oft ein frühes Zeichen für einen Sehnenriß aufgrund von Sehnenermüdungserscheinungen.

Zusätzlich zu dem prädisponierenden Pes planus zeigt eine Untersuchung des involvierten Fußes oft auch einen Verlust der normalen hinteren Konkavität des Malleolus medialis aufgrund einer Schwellung des Peritendineums. Der Druckschmerz verläuft entlang der Sehne und wird besonders durch Inversion gegen Widerstand, Adduktion und leichte Dorsalflexion des Fußes verstärkt (Abb. 66). Lokalisiert der Patient den Druckschmerz am Sehnenansatz des Os naviculare, ohne daß Schmerzen entlang der proximalen Sehne bestehen, sollte ein symptomatisches akzessorisches Os naviculare vermutet und radiologisch bestätigt werden. Häufig, aber keineswegs zwangsläufig, findet sich bei diesen Patienten eine hervorstehende Tuberositas ossis navicularis. Bei Patienten mit einer Sehnenentzündung des M. tibialis posterior verstärkt sich der Schmerz durch Dehnen dieser Sehne, z. B. durch kraftvolles Beugen des Knies, während der Fuß gerade auf dem Boden bleibt.

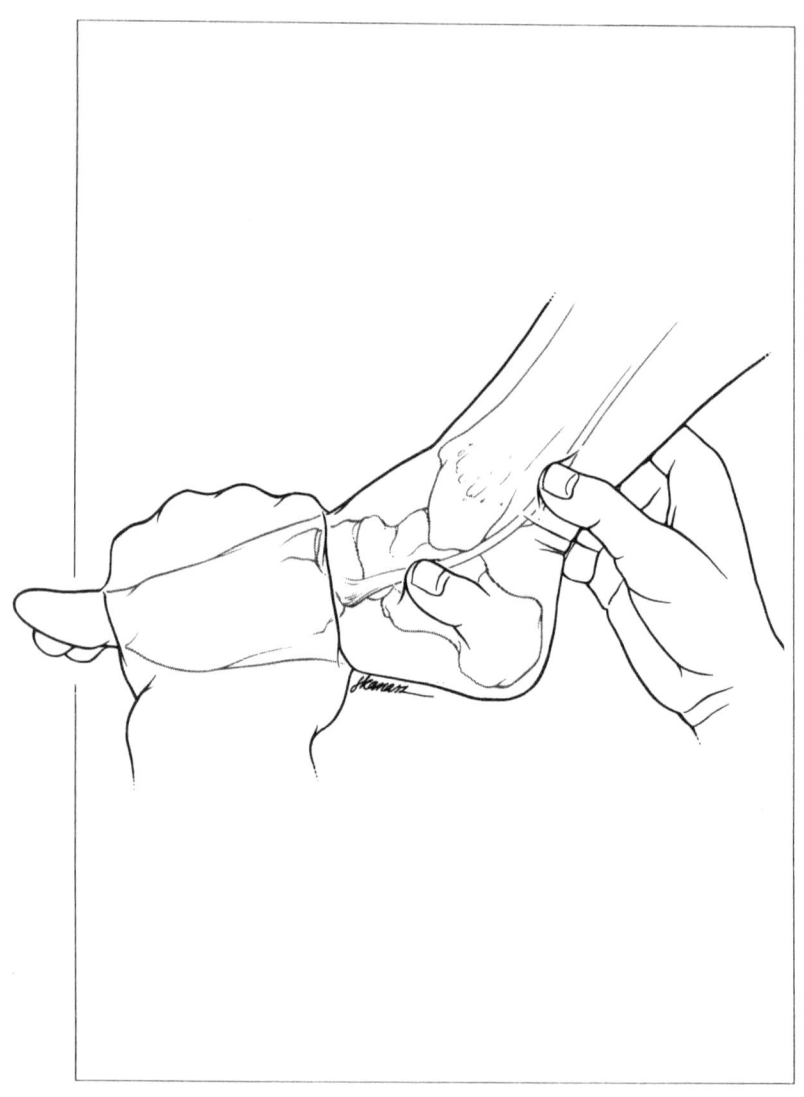

Abb. 66. Sehne des M. tibialis posterior

Sehnenrisse des M. tibialis posterior

Akute traumatische Rupturen der Sehne des M. tibialis posterior sind selten. Die meisten Risse werden durch Ermüdungserscheinungen verursacht und finden sich hauptsächlich bei Frauen mittleren Alters. In der klassischen Anamnese findet man einen 6 Monate bis zu 1 Jahr andauernden chronischen medialen Schmerz im oberen Sprunggelenk und im Fußgewölbe mit progressivem Verlust der Längswölbung. Daher stammt auch der Begriff erworbener Plattfuß des Erwachsenen. Der Patient berichtet gelegentlich über eine kleinere Verletzung, die er in einen Zusammenhang mit dem Symptombeginn bringt. Der Schmerz kann im Gegensatz zu Sehnenentzündungen oft nicht mit Antiphlogistika oder Orthesen gelindert werden.

Die Lokalisierung von Druckschmerz und Schwellungen bei Sehnenriß und Sehnenentzündung des M. tibialis posterior ähnelt sich oft. Die geometrischen Veränderungen des involvierten Fußes sind auffallend und hochsignifikant, wenn sie unilateral und progressiv vorkommen. Betrachtet man den belasteten Fuß von hinten, so fällt bei Valgusstellung des Rückfußes ein deutlicher medialer Vorsprung aufgrund der medialen und plantaren Abweichung des Taluskopfs auf, ein Teilverlust der Längswölbung und eine Abduktion des Vorfußes, so daß zu viele Zehen lateral zu sehen sind (Abb. 67). Es werden Fersenabhebetests durchgeführt. Dabei steht der Patient ca. 45–60 cm von einer Wand entfernt und legt die Handflächen flach gegen die Wand. Bei vollständig gestreckten Knien versucht der Patient, sich nur auf die Fußballen zu stellen. Sobald beide Fersen vom Boden abheben, wird die Bewegung der Kalkanei in der Frontalebene sorgfältig beobachtet. Bei Patienten mit intakter Sehne des M. tibialis posterior neigt sich die Ferse schnell nach innen (Abb. 68). Fehlt die Inversion der Ferse, so ist dies ein starkes Anzeichen für einen Sehnenriß. Jedoch kann auch eine Behinderung durch eine starke Sehnenentzündung oder Erkrankungen, die die subtalare Mobilität einschränken, diese normale Inversion verhindern.

In der gleichen Position, aber nur auf einem Bein stehend, wird auch das Abheben der einzelnen Ferse geprüft. Kann der Patient seine

110 Sehnenerkrankung des oberen Sprunggelenks und des Rückfußes

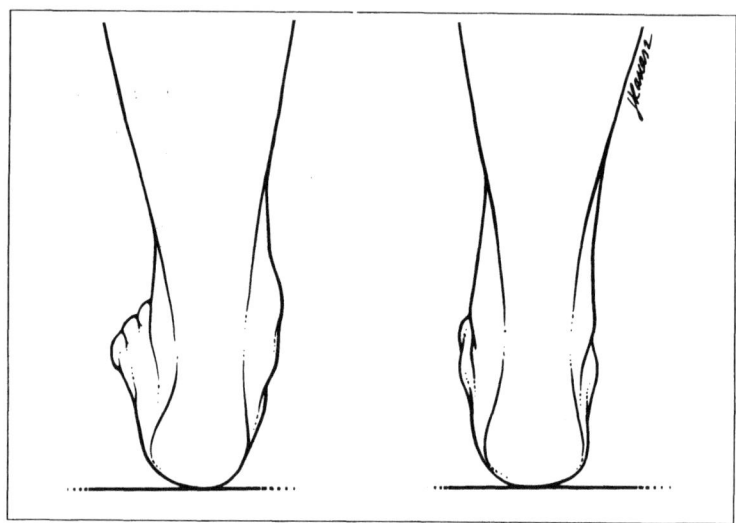

Abb. 67. Fehlstellung des erworbenen Plattfußes durch Riß der Sehne des M. tibialis posterior (linker Fuß)

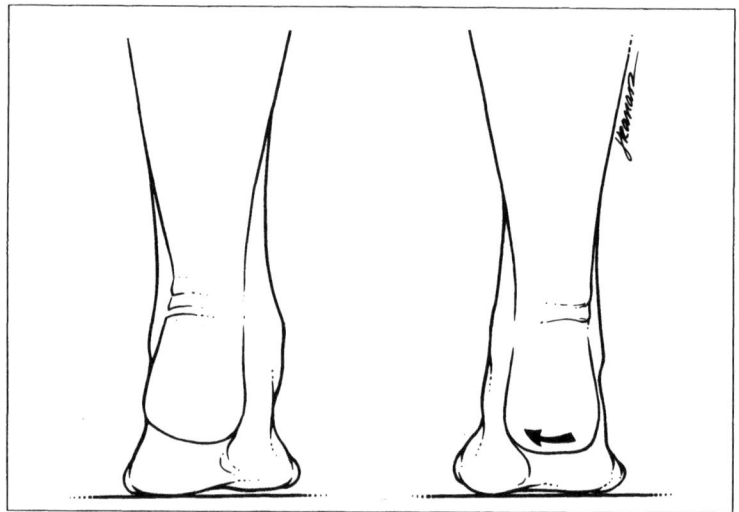

Abb. 68. Beidseitiges Anheben der Fersen, fehlende Inversion des Kalkaneus links

Ferse nicht schnell abheben und die angehobene Fersenposition beibehalten, so läßt auch dies auf eine Sehnendysfunktion des M. tibialis posterior schließen. Es ist unbedingt notwendig, daß das Knie bei diesem Test vollständig gestreckt bleibt, denn selbst Patienten mit einem kompletten Sehnenriß des M. tibialis posterior können ihre Ferse durch ein Beugen des Knies vom Boden abrollen. Dieser Test kann auch bei anderen Krankheiten (z. B. Achillessehnenriß oder Osteoarthritis des Mittelfußes) positiv ausfallen, so daß eine gründliche Untersuchung notwendig ist, um diese anderen Probleme auszuschließen.

Bei nur minimalen Anschwellungen des subkutanen Fettgewebes und der Weichteile kann durch Inversion und Adduktion des Fußes gegen Widerstand eine intakte Sehne des M. tibialis posterior dargestellt werden. Sie verläuft entlang des hinteren, medialen Tibiarands zum Malleolus und ist dann auch in dem Zwischenraum zwischen Malleolus medialis und Os naviculare wieder sichtbar (Abb. 66). Fehlt eine tastbare gespannte Sehne in diesem Intervall, so läßt auch dies auf eine Ruptur schließen. Für manuelle Tests kann die Sehne des M. tibialis posterior isoliert getastet werden, und zwar durch vollständige Eversion und Abduktion des Fußes. Anschließend versucht der Patient die Inversion und Abduktion des Fußes gegen Widerstand. Ein Seitenvergleich der Muskelstärke ist bei diesem Handgriff notwendig. Bei starker Sehnenentzündung oder einer Sehnenruptur kann ein eindeutiger Unterschied zwischen den beiden Seiten festgestellt werden.

Sehnenentzündung der Mm. peronaei

Ein schwer zu definierender, anstrengungsbedingter lateraler Fußschmerz ohne eindeutiges vorangegangenes Trauma ist häufig auf die Entzündung einer oder beider Sehnen der Mm. peronaei zurückzuführen. Obwohl auch beide Sehnen gleichzeitig entzündet sein können, ist meistens nur eine Sehne involviert. Schwellungen sind unüblich, aber durch eine Entzündung des proximalen Sehnenabschnitts kann die normale Konkavität hinter dem Malleolus lateralis verlorengehen. Der Druckschmerz lokalisiert sich über der betreffenden Sehne. Da in der

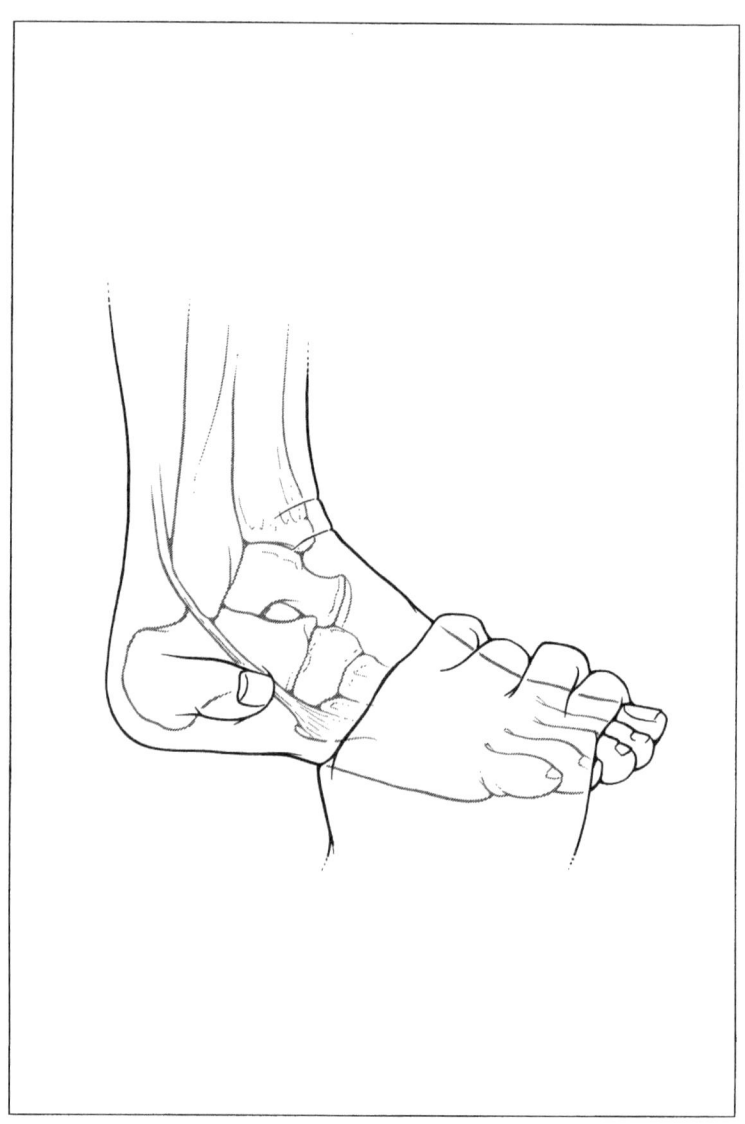

Abb. 69. Sehne des M. peronaeus brevis

Sehnenentzündung der Mm. peronaei 113

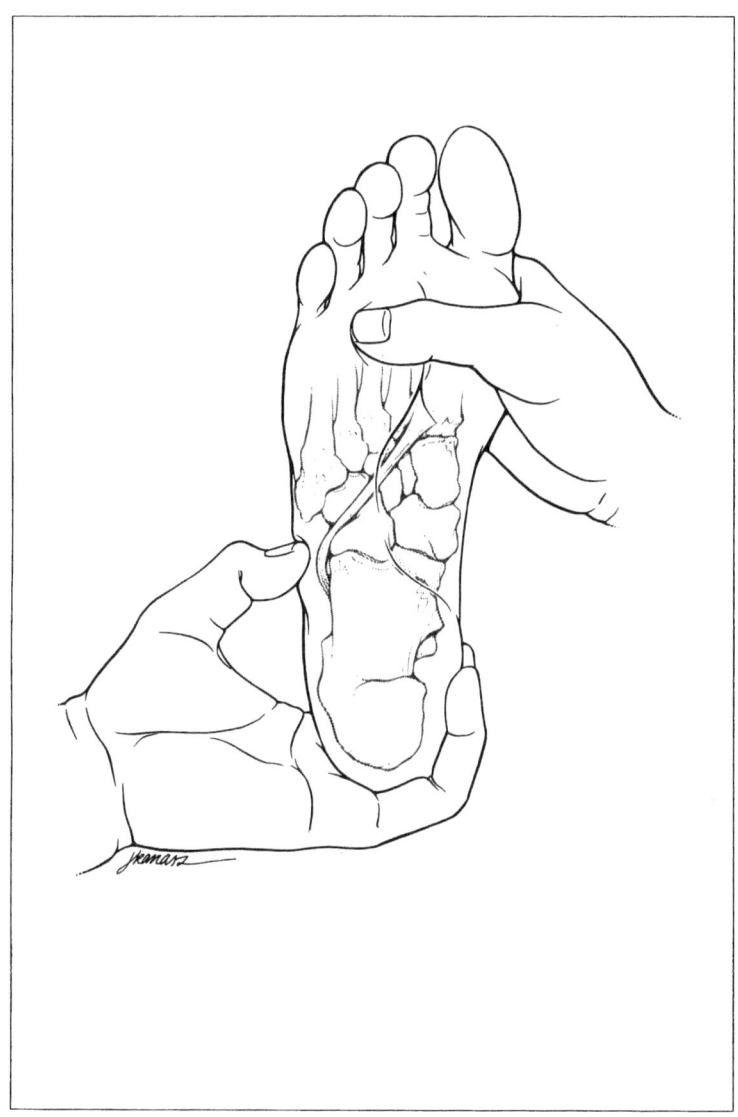

Abb. 70. Sehne des M. peronaeus longus, plantarer Verlauf

Region des Malleolus lateralis die Sehnen des M. peronaeus longus und M. peronaeus brevis sehr dicht beieinander liegen, ist eine differenzierende Diagnose der Sehnenentzündungen in dieser Region sehr schwierig. Um den M. peronaeus brevis zu identifizieren, wird die Basis des Os metatarsale V lokalisiert und der Patient dann gebeten, den Fuß gegen Widerstand zu evertieren und abduzieren (Abb. 69). Der M. peronaeus brevis ist in einer Linie zwischen der Basis des Os metatarsale V und der Spitze des Malleolus lateralis leicht tastbar. Das Charakteristikum für eine Sehnenentzündung ist, daß die gespannte Sehne druckempfindlicher ist als die schlaffe. Entlang der Fußaußenkante liegt die Sehne des M. peronaeus longus hinter der Sehne des M. peronaeus brevis und verläuft im plantaren Teil des Fußes durch den Sulcus tendinis musculi peronaei longi ossi cuboidei zur Basis des Os metatarsale V nach proximal (Abb. 70). Ein Druckschmerz in der Linie zwischen der Spitze des Malleolus lateralis und diesem Sulcus entlang des plantaren Verlaufs der Sehne vom Os cuboideum zu ihrem Ansatz an der plantaren Partie des Os metatarsale I deutet auf eine Sehnenentzündung des M. peronaeus longus hin (Abb. 71). Widerstand gegen eine Plantarflexion des 1. Strahls spannt diese Sehne. Hierdurch kann erhöhter Druckschmerz entlang ihres Verlaufs, auch in der plantaren Fußpartie, verursacht werden (Abb. 72). Ein Dehnen der Sehne durch volle, passive Inversion, Adduktion und Dorsalflexion verursacht Schmerzen bei Patienten mit starker Sehnenentzündung des M. peronaeus longus (Abb. 73).

Subluxation der Sehnen der Mm. peronaei

Gelegentlich wird lateraler Sprunggelenkschmerz auch durch Subluxation der Sehnen der Mm. peronaei verursacht, wenn diese aus ihrer normalen Lage im Sulcus tendinis musculi peronaei longi herausgleiten. Patienten mit einer Subluxation lokalisieren ihre Beschwerden am hinteren Fibularand ca. 2 cm proximal der Fibularspitze. Manche Patienten erkennen die Ursache ihrer Symptome, da sie ihre Sehnen durch Eversion des Fußes willkürlich subluxieren können. Bei anderen kann

Subluxation der Sehnen der Mm. peronaei 115

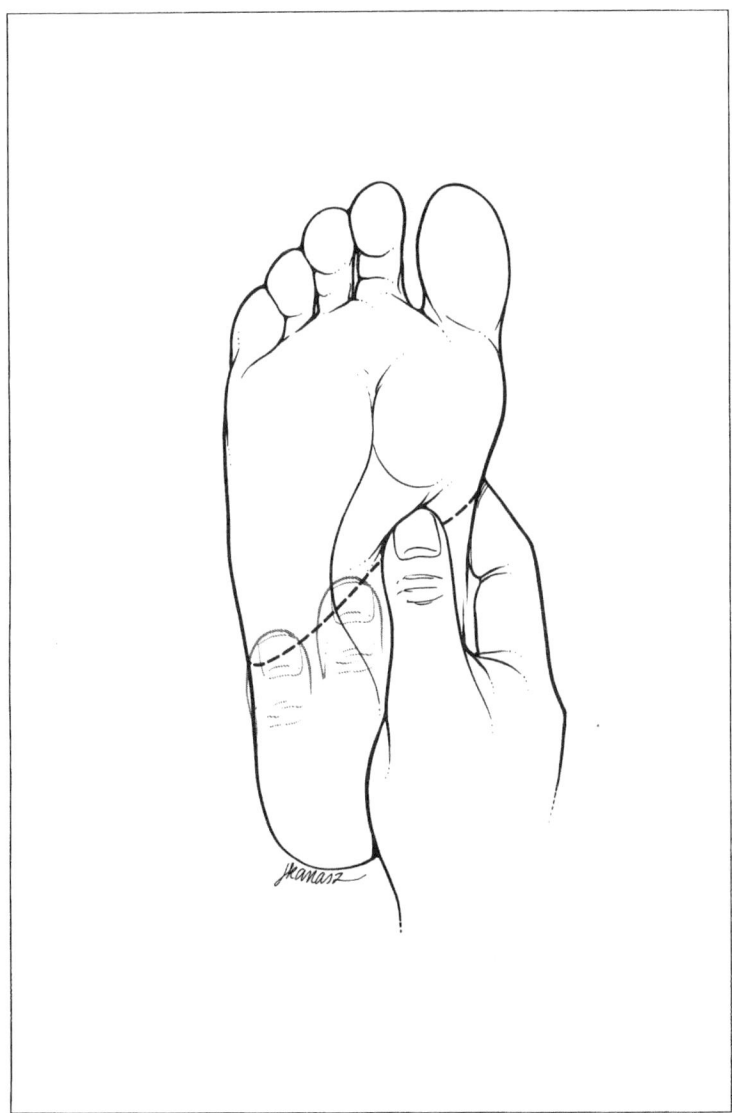

Abb. 71. Druckschmerz entlang der Sehne des M. peronaeus longus

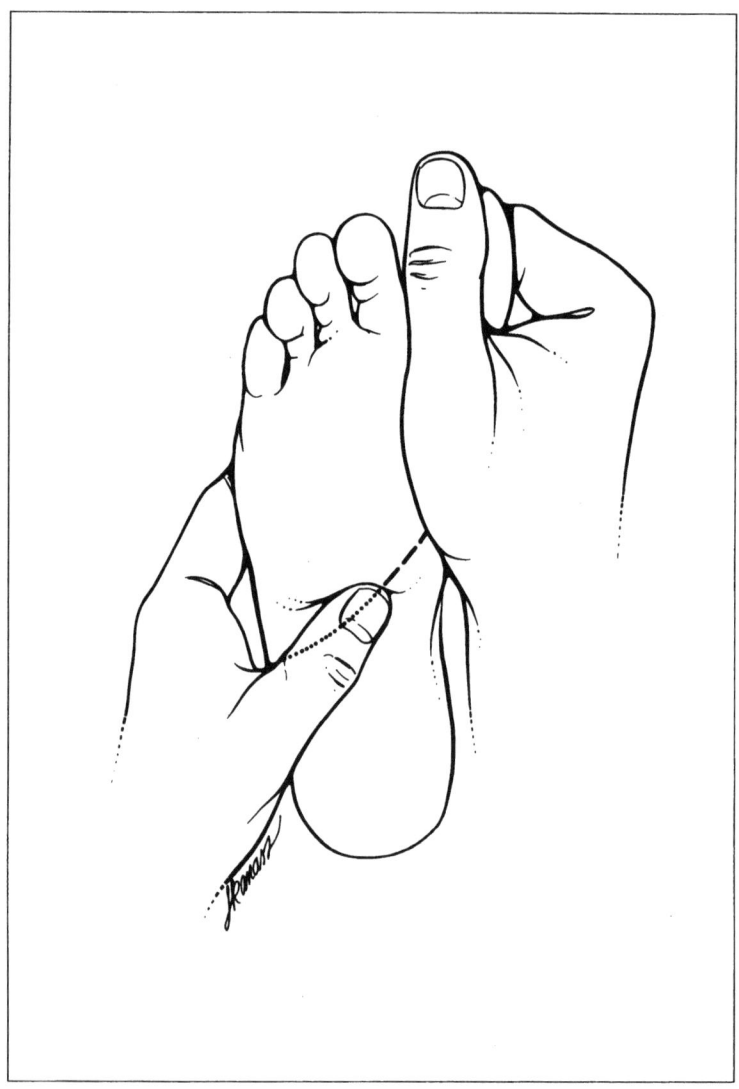

Abb. 72. Verstärkter Druckschmerz der Sehne des M. peronaeus longus durch Widerstand gegen Plantarflexion des 1. Strahls

Subluxation der Sehnen der Mm. peronaei

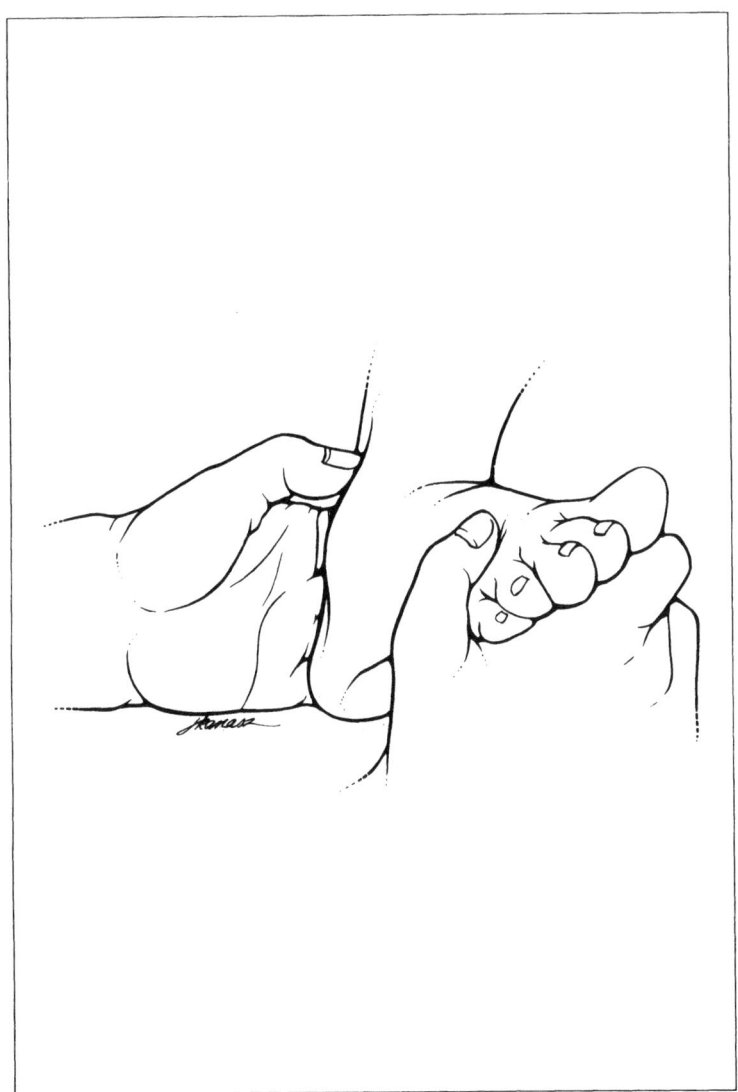

Abb. 73. Dehnung der Sehne des M. peronaeus longus

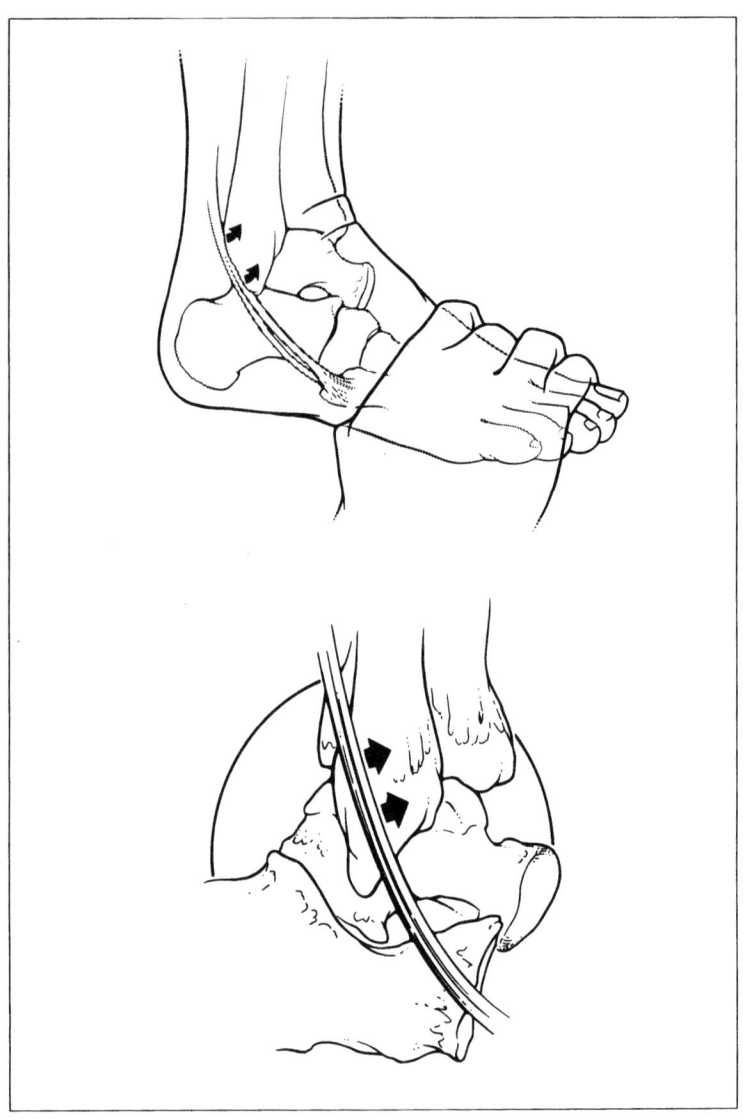

Abb. 74. Subluxation der Sehnen der Mm. peronaei

der Untersucher durch Widerstand gegen starke Eversion und Abduktion das gleiche verursachen (Abb. 74). Der Moment der Sehnensubluxation ist schmerzhaft, und auch die hervorstehenden Sehnen sind lokal druckempfindlich. Eine ähnlich schmerzhafte Subluxation der Sehne des M. tibialis posterior kommt ebenfalls vor, ist aber erheblich seltener.

Sehnenentzündung des M. flexor hallucis longus

Die Symptome einer Sehnenentzündung des M. flexor hallucis longus werden am häufigsten bei Tänzern beobachtet. Die Entzündung dieser Sehne entsteht an der hinteren Grenze des oberen Sprunggelenks, wo sie zwischen dem Tuberculum mediale und Tuberculum laterale des Talus im Sulcus tendinis musculi flexoris hallucis longi verläuft (Abb. 75). In der Frühphase ist das Hauptuntersuchungsmerkmal ein Druckschmerz hinter dem Malleolus medialis, verstärkt durch eine passive Halluxbewegung und Widerstand gegen die Plantarflexion des Hallux. In fortgeschrittenen Fällen kann eine lokale Anschwellung proximal der Tuberculi talii eine stenosierende Tendosynovitis verursachen, die einen funktionellen Hallux rigidus hervorruft (Abb. 76). In diesem Fall ist bei Dorsalflexion des oberen Sprunggelenks eine passive Streckung der Großzehe unmöglich (Abb. 77).

Sehnenentzündung des M. tibialis anterior

Eine Sehnenentzündung des M. tibialis anterior wird am einfachsten diagnostiziert, indem man bei Widerstand gegen die Dorsalflexion des oberen Sprunggelenks auf die Sehne in Höhe der anteromedialen Sprunggelenkfläche drückt.

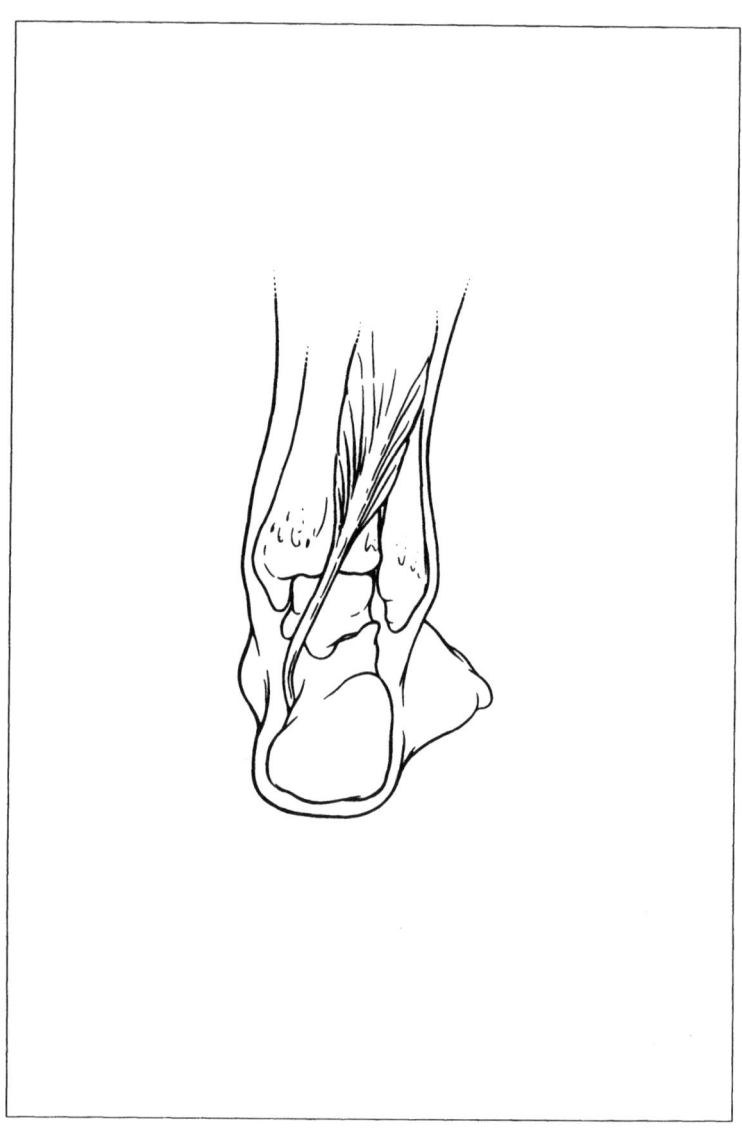

Abb. 75. Verlauf des M. flexor hallucis longus

Sehnenentzündung des M. tibialis anterior

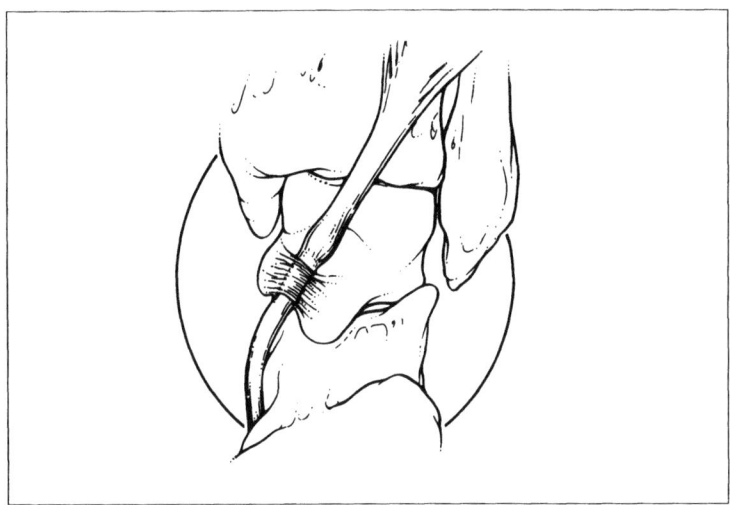

Abb. 76. Stenosierende Tendosynovitis mit funktionellem Hallux rigidus

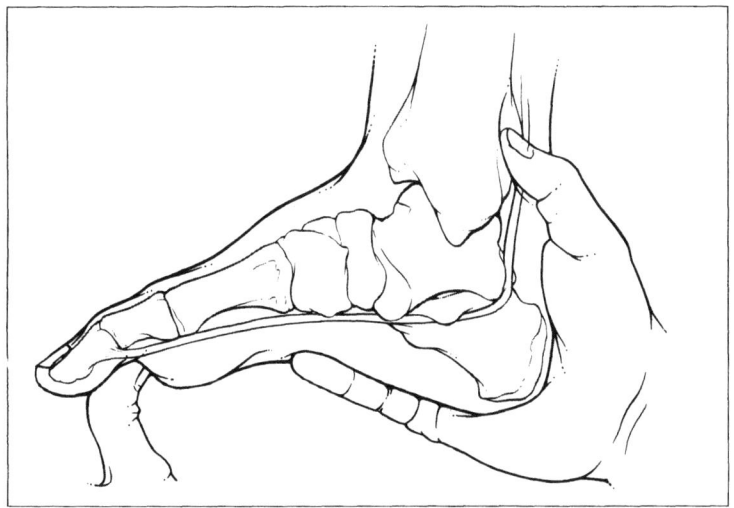

Abb. 77. Verlust der Dorsalflexion der Großzehe durch stenosierende Tendosynovits (oberes Sprunggelenk dorsalflektiert)

Sehnenentzündung des M. flexor digitorum longus

Es ist schwierig, hinter dem Malleolus medialis die Sehne des M. tibialis posterior von der des M. flexor digitorum longus (FDL) zu unterscheiden, denn die FDL-Sehne liegt gleichmäßig unter und hinter der Sehne des M. tibialis posterior. Nur eine deutliche Verstärkung des Druckschmerzes in dieser Region bei Widerstand gegen ein Zehenbeugen, im Gegensatz zu einem Widerstand gegen Inversion und Vorfußabduktion, läßt eine Sehnenentzündung des M. flexor digitorum longus wahrscheinlicher erscheinen als die des M. tibialis posterior.

10 Beurteilung von frischen Verletzungen des Fußes und des oberen Sprunggelenks

Eine gründliche und systematische Anamnese und körperliche Untersuchung dient als Basis einer ersten Beurteilung von Verletzungen des Fußes und des oberen Sprunggelenks. Mit diesen Informationen kann der Arzt dann bei der Beurteilung von Röntgenaufnahmen besondere Aufmerksamkeit auf bestimmte Regionen legen und somit vielleicht verhindern, daß eine verborgene Fraktur oder Dislokation übersehen wird. Verletzungen des oberen Sprunggelenks und des TMT-Gelenks werden sehr oft falsch diagnostiziert und dadurch falsch behandelt. In diesem Kapitel werden die häufigsten okkulten Verletzungen von Fuß und oberem Sprunggelenk beschrieben.

Frische Knöchelverstauchung

Die Anamnese sollte unbedingt eine genaue Beschreibung des Verletzungsmechanismus mit den unterschiedlichen Belastungskräften auf das Gelenk enthalten und Angaben darüber, ob der Patient ein Klicken im Knochen gehört oder gefühlt hat. Zu beachten sind Schwellungen und Ekchymosen, die die Verletzung lokalisieren und Anzeichen über ihr Ausmaß geben. Dann sollte wie folgt nach einem auf einer Fraktur beruhenden Druckschmerz palpiert werden (Abb. 78): 1) die proximale Fibula, 2) die Basis des Os metatarsale V, 3) der Sinus tarsi, 4) der Processus posterior tali. Die Beurteilung der Ligamente beinhaltet die Palpation zum Nachweis von Druckschmerz von 5) Lig. tibiofibulare anterius, 6) Lig. talofibulare anterius, 7) Lig. calcaneofibulare und 8) Lig. deltoideum. Auch ein vorderer Schubladentest des oberen Sprunggelenks wird vorgeschlagen. Die Beweglichkeit des oberen und unteren Sprunggelenks sollte vorsichtig überprüft werden, wobei besondere

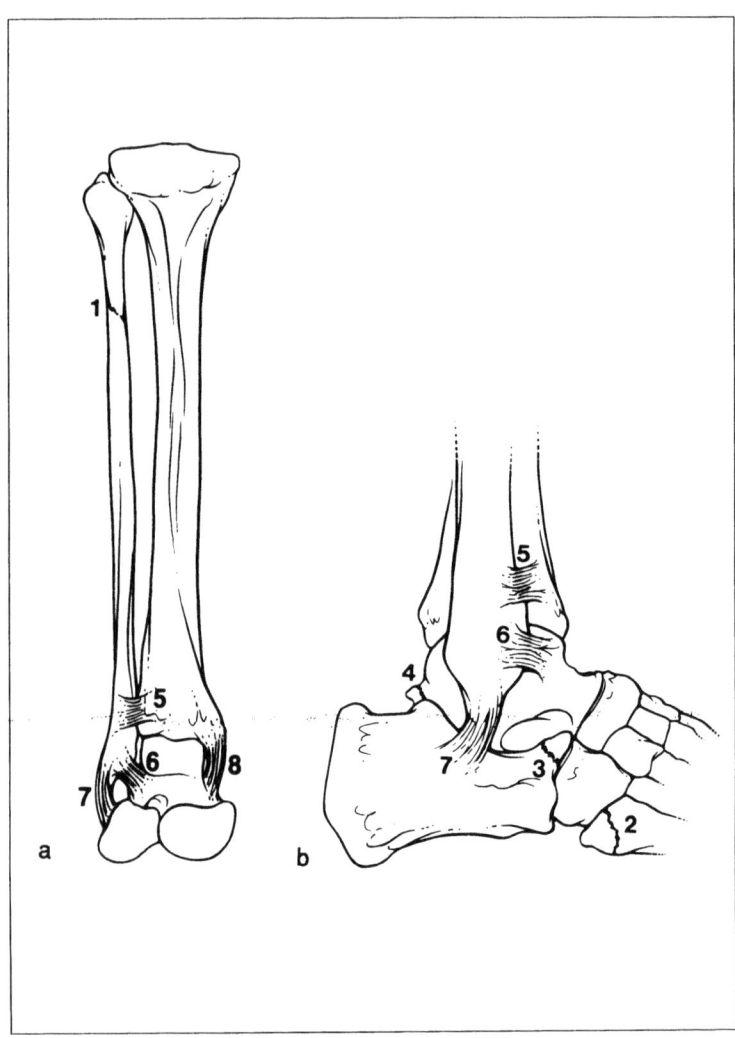

Abb. 78 a, b. Typische Verletzungen bei sog. Knöchelverstauchungen: **a** Von vorne, **b** von lateral. *1* proximale Fibula, *2* Basis des Os metatarsale V, *3* Sinus tarsi, *4* Processus posterior tali, *5* Lig. tibiofibulare anterius, *6* Lig. talofibulare anterius, *7* Lig. calcaneofibulare, *8* Lig. deltoideum

Aufmerksamkeit auf Schmerzen im hinteren Bereich des oberen Sprunggelenks bei forcierter Plantarflexion gelegt werden muß.

Maisonneuve-Fraktur

Eine proximale Fraktur der Fibula mit Riß der Membrana interossea cruris und Syndesmose bezeichnet man als Maisonneuve-Fraktur. Durch die Syndemosenverletzung kann, besonders wenn sie zusammen mit einem Riß im Lig.-deltoideum-Komplex auftritt, auch die Integrität der Malleolengabel in Mitleidenschaft gezogen werden, so daß ein chirurgischer Eingriff notwendig wird. Bei Druckschmerz über dem Lig. tibiofibulare anterius und dem Lig. deltoideum und gleichzeitig bestehender proximaler Fibulafraktur sind Streßröntgenaufnahmen notwendig, wenn nicht schon die Routineaufnahmen pathologische Befunde im oberen Sprunggelenk zeigen.

Fraktur der Basis des Os metatarsale V

Eine Sprunggelenkverletzung mit Inversion kann eine Fraktur der Basis des Os metatarsale V verursachen, die leicht übersehen werden kann. Ekchymose und extremer Druckschmerz über der Basis des Os metatarsale V finden sich in den meisten Fällen. Die Fraktur kann unterschiedlich weit distal der Ansatzstelle des M. peronaeus brevis liegen. Die Behandlung dieses Problems hängt von der Fragmentgröße und der Verlagerung ab.

Fraktur im vorderen Bereich des Sinus tarsi

Leicht distal zur Rinne des Sinus tarsi befindet sich der vordere Fortsatz des Kalkaneus in der dorsalen Verlängerung der Facies articularis cuboidea. Die Krümmung der dorsalen Anteile der Articulatio calcaneicuboidea führt zu einem Fortsatz unterschiedlicher Länge, der dieses

Gelenk überragt. Bei einer isolierten Verletzung der lateralen Bänder des Sprunggelenks ist dieser Fortsatz druckunempfindlich. Deutlicher Druckschmerz über dem Fortsatz sollte Verdacht auf eine mögliche Fraktur aufkommen lassen (Abb. 79). Auf den routinemäßigen Röntgenaufnahmen erkennt man diese Fraktur, indem man den dorsalen Rand des Kalkaneus bis zur Spitze des Fortsatzes verfolgt und dabei auf Unterbrechungen achtet. Der abgebrochene Fortsatz liegt in diesem Blickwinkel gewöhnlich über dem Kopf des Talus, so daß eine Röntgendurchleuchtung sehr hilfreich ist, um die Frakturlinie genau zu bestimmen.

Fraktur des Processus posterior tali

Akute Frakturen des Processus posterior tali sind ungewöhnlich, können aber durch forcierte Plantarflexion des oberen Sprunggelenks verursacht werden. Die charakteristischen Untersuchungsmerkmale sind Druckschmerz an der hinteren oberen Sprunggelenklinie und Schmerz in der gleichen Region, der durch forcierte Plantarflexion des oberen Sprunggelenks hervorgerufen wird (Abb. 80). Auch eine forcierte Dorsalflexion der Großzehe kann diese Beschwerden verstärken, da die Sehne des M. flexor hallucis longus nahe des gebrochenen Processus verläuft. Ähnliche klinische Merkmale finden sich bei Balletttänzerinnen und Fußballspielern durch chronische Reizung des Os trigonum aufgrund wiederholter forcierter Plantarflexion.

Osteochondrale Frakturen des Caput tali

Verletzungen, die zur Schädigung der Ligamente des oberen Sprunggelenks führen, können auch osteochondrale Knochen- und Knorpelfrakturen des Caput tali verursachen. Bei der körperlichen Untersuchung ist diese Verletzung nur schwierig von einer üblichen Verstauchung des oberen Sprunggelenks zu unterscheiden. In seltenen Fällen ist Krepitation des oberen Sprunggelenks vorhanden. Der Schlüssel zu

Osteochondrale Frakturen des Caput tali

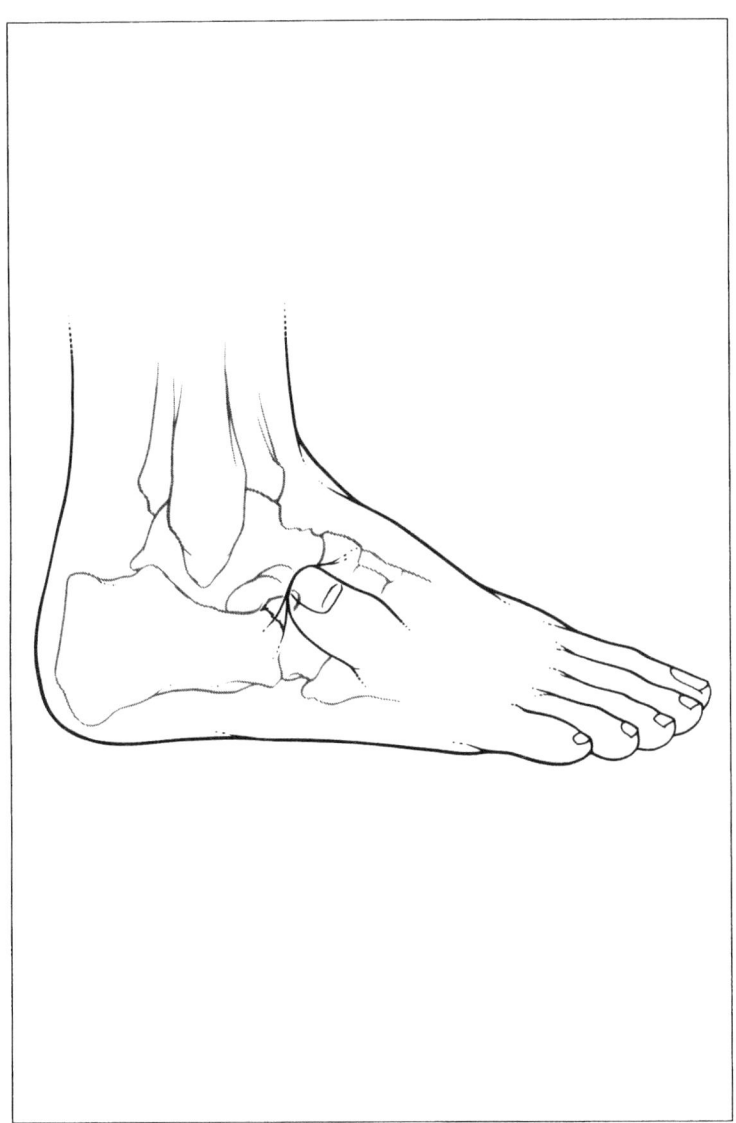

Abb. 79. Fraktur des Sinus tarsi

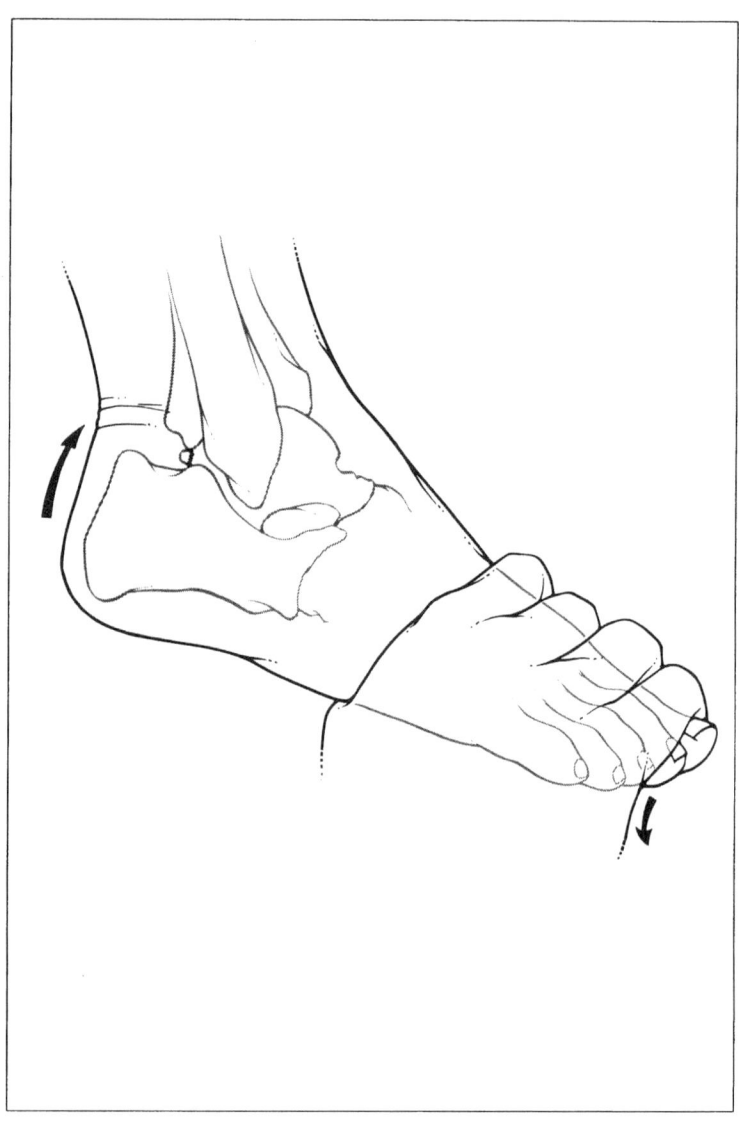

Abb. 80. Fraktur des Processus posterior tali

einer frühen Diagnose von osteochondralen Frakturen des Talus ist sorgfältige Aufmerksamkeit bei der Untersuchung des Kortexrandes des subchondralen Knochens des Caput tali auf dem zuerst angefertigten Röntgenbild des oberen Sprunggelenks. Frische Frakturen finden sich meistens in der lateralen Partie des Caput tali. Jede Unregelmässigkeit des Kortexrandes des subchondralen Knochens sollte sofort zu weiteren radiologischen Untersuchungen wie Tomographie, Arthrotomographie oder am besten zu einem CT führen.

Verletzungen der Ligamente des oberen Sprunggelenks

Die meisten Verletzungen des oberen Sprunggelenks mit Inversion verursachen Risse im Lig. talofibulare anterius. Das Lig. calcaneofibulare wird am zweithäufigsten verletzt. Diese Verletzungen verursachen lokale Schwellungen, Ekchymose und Druckschmerz über den involvierten Ligamenten. Häufig ist ein Riß im Lig. tibiofibulare anterius wesentlich problematischer, da er durch eine forcierte Innenrotation des Unterschenkels bei fester Fußstellung verursacht wird. In diesem Fall findet man starken Druckschmerz über dem Ligament sowie eine Reproduzierbarkeit der Schmerzen durch eine Außenrotation des Fußes bei Immobilisierung des Unterschenkels durch einen festen Griff (Abb. 81).

Risse im Lig. deltoideum verursachen nur selten Langzeitbeschwerden, außer wenn gleichzeitig auch die tibiofibulare Syndesmose unterbrochen wird. Knöchelschwellungen medial, Ekchymose und Druckschmerz finden sich bei der körperlichen Untersuchung.

Auch ein vorderer Schubladentest des oberen Sprunggelenks sollte Teil einer Untersuchung bei allen Ligamentverletzungen sein, falls der Patient dies tolerieren kann. Dies geschieht am einfachsten, indem mit der einen Hand die Ferse gehalten und der Fuß kontrolliert wird, während die andere Hand die untere Tibia immobilisiert (Abb. 82). Der Untersucher verlagert den Fuß dann nach vorne, während er genau auf eine mögliche Subluxation des oberen Sprunggelenks achtet. Der Vergleich mit dem unverletzten oberen Sprunggelenk ist unbedingt not-

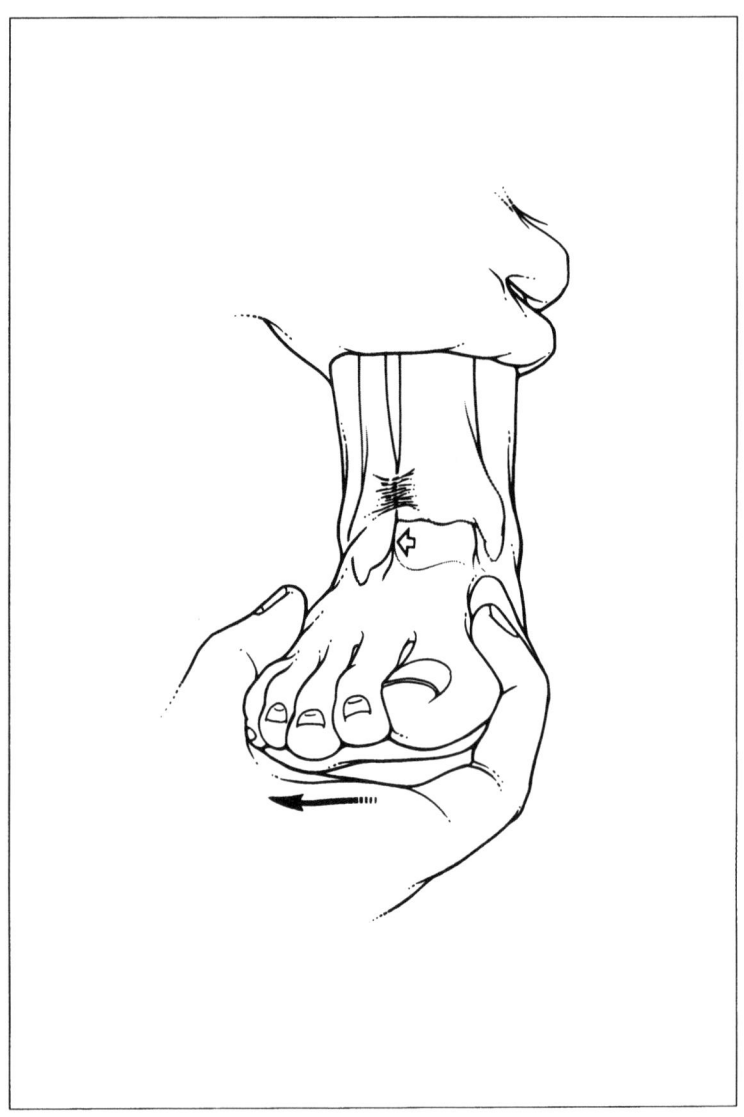

Abb. 81. Forcierte Außenrotation, um das Lig. tibiofibulare anterius zu testen

Verletzungen der Ligamente des oberen Sprunggelenks

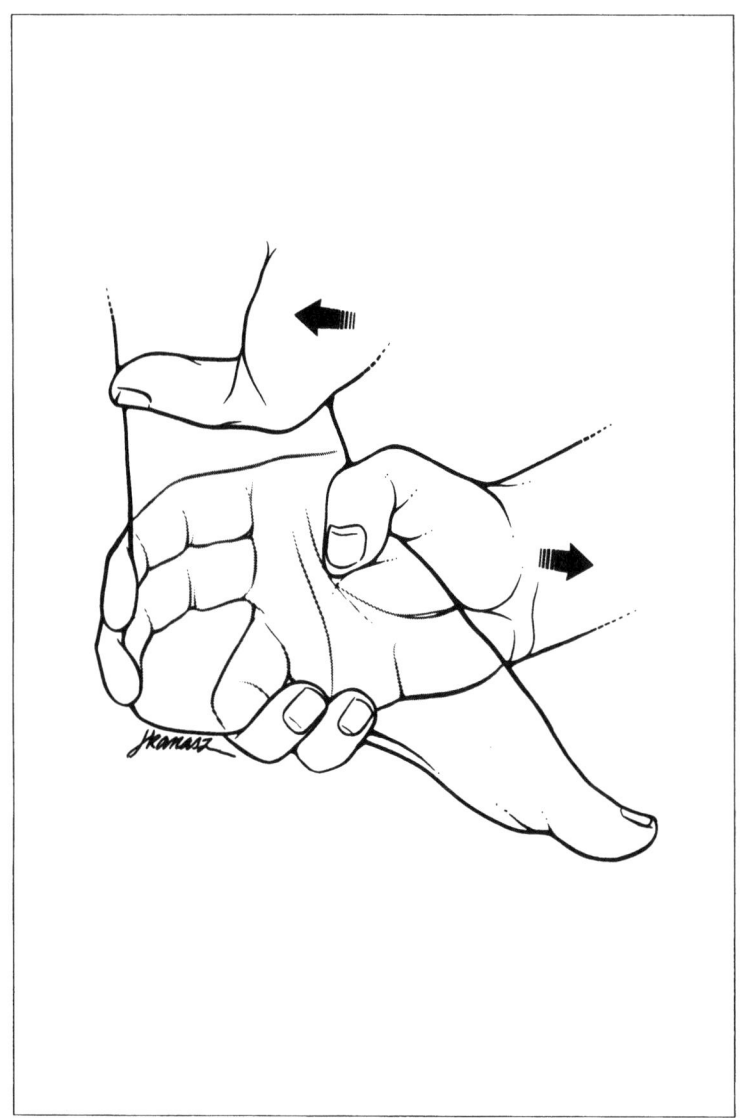

Abb. 82. Vorderer Schubladentest

wendig, da auch hier objektiv Instabilität bei Personen mit schlaffen Ligamenten festgestellt werden kann.

Verletzungen der Articulationes tarsometatarseae (Lisfranc-Gelenk)

Frische Frakturen oder Verschiebungen der TMT-Gelenke sind oft Folgen einer zertrümmernden Verletzung des Mittelfußes. Bei extremer Plantarflexion des Fußes reicht jedoch sogar das Körpergewicht alleine aus, um größere Verletzungen zu verursachen. Charakteristisch für diese Verletzung ist erheblicher Druckschmerz über dem dorsalen Mittelfuß (am ehesten vereinbar mit Verletzungen des I. oder II. TMT-Gelenks), Schwellungen und gelegentlich Ekchymose. Feine radiologische Merkmale sind z. B. eine Splitterfraktur der Basis des Os metatarsale II oder eine Fehlausrichtung der medialen Ränder der Basis des Os metatarsale II und des Os cuneiforme mediale auf der a.-p.-Aufnahme (Abb. 83) oder die medialen Ränder des Os metatarsale IV und des Os cuboideum auf der Schrägaufnahme (Abb. 84). Manchmal sind selbst diese feinen radiologischen Merkmale nicht vorhanden, so daß Röntgenaufnahmen des Mittelfußes unter Streß notwendig sind, wenn der Verdacht auf eine solche Verletzung stark genug ist. Ein operativer Eingriff ist selbst bei Normalbefunden der zuerst angefertigten Röntgenaufnahmen angebracht, wenn Instabilität dargestellt werden kann. Spätere Verschiebungen und dadurch entstandene Behinderungen sind nicht ungewöhnlich, wenn diese Verletzungen nur mit einem Gipsverband behandelt wurden.

Verletzungen der Ligamente des oberen Sprunggelenks 133

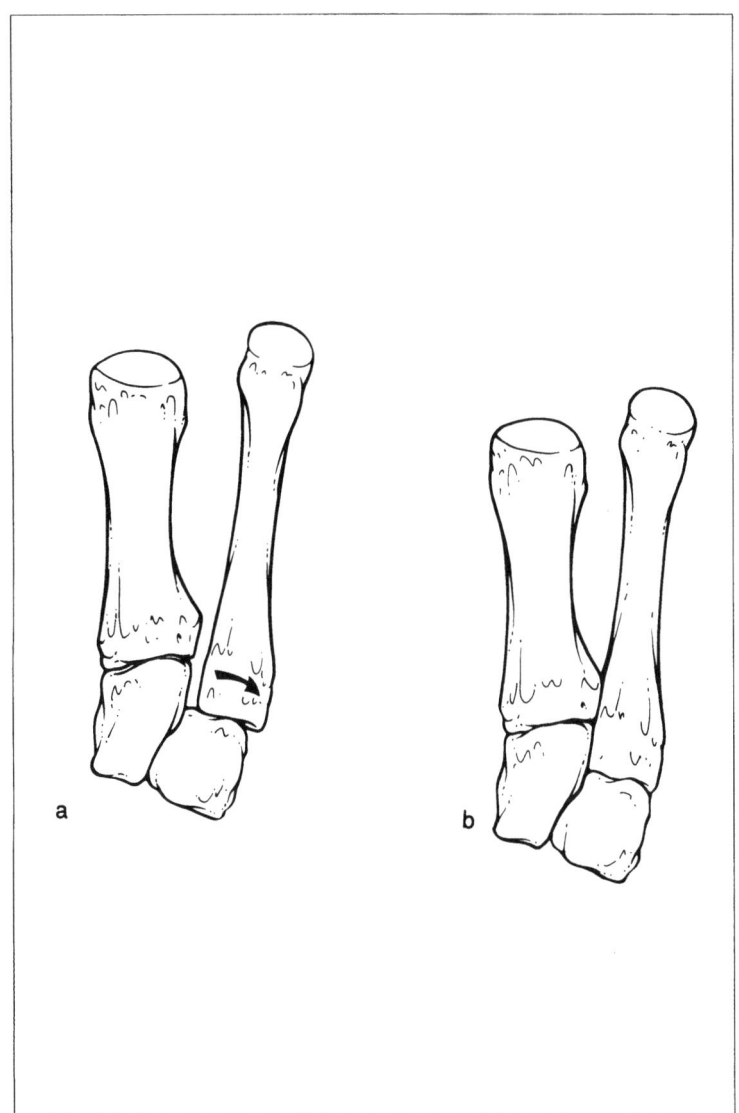

Abb. 83 a, b. Lisfranc-Gelenk (Fraktur medial). **a** Subluxiert, **b** normal

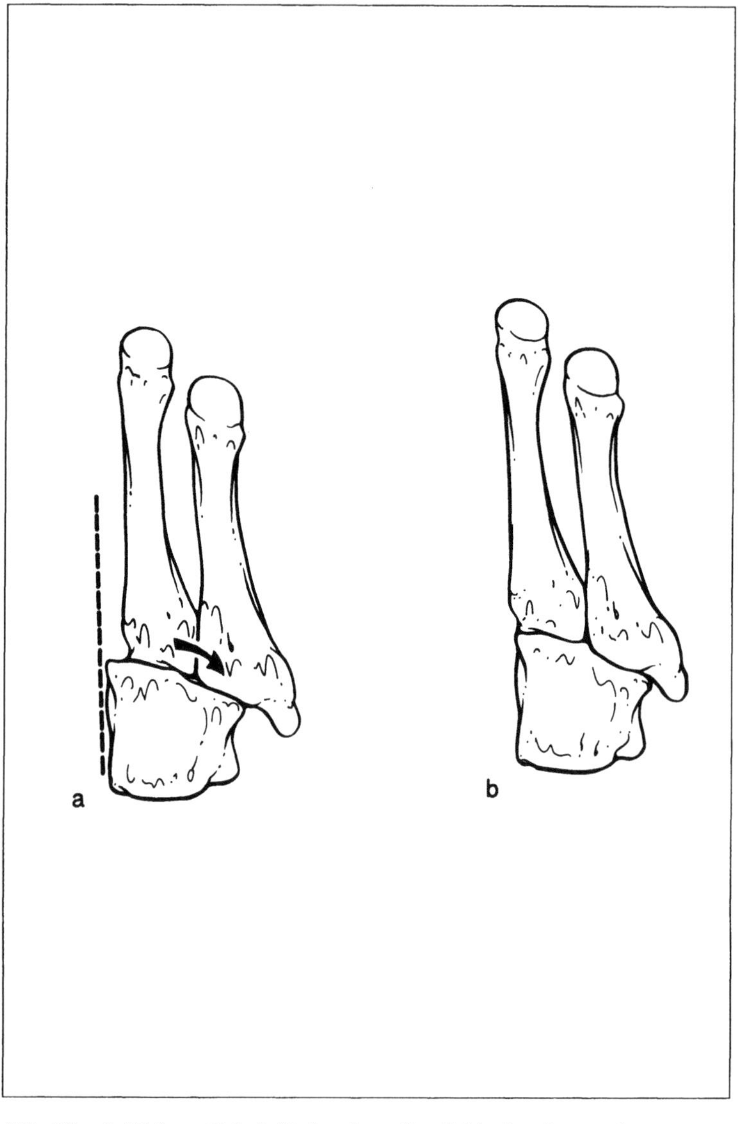

Abb. 84 a, b. Lisfranc-Gelenk (Fraktur lateral). **a** Subluxiert, **b** normal

11 Der Fuß bei Systemerkrankungen

Zu den Systemerkrankungen der Skelettmuskulatur, die auch oft Fußmanifestation zeigen, gehören Diabetes mellitus, Arthritis rheumatica, Gicht, Arthritis psoriatica, Reiter-Syndrom und Spondylitis ankylosans.

Diabetes mellitus

Neuropathien und Gefäßerkrankungen verursachen einen erheblichen Teil der Fußmorbidität bei Diabetikern. Obwohl diese beiden Komplikationen auch zusammen auftreten können, beruhen die pathologischen Fußbefunde meistens entweder hauptsächlich auf Durchblutungsstörungen oder auf fehlender Sensibilität.

Der ischämische diabetische Fuß

Eine schlechte Sauerstoffversorgung des Fußgewebes kann bei Diabetikern durch den Verschluß großer Gefäße, eine Erkrankung der kleineren Gefäße (Mikroangiopathie) oder durch eine Kombination von beiden verursacht werden. Mangelnde Wundheilung, Infektionsanfälligkeit und offene Gangräne sind Anzeichen inadäquater Blutversorgung. Die Durchblutung des Gewebes kann außerdem durch Druck von außen (z. B. enge Schuhe oder langandauernder Druck auf die hintere Ferse) oder intrinsische Faktoren, wie z.B. chemische Infektionsmediatoren weiter beeinträchtigt werden. Bei Infektion verursachen gefäßaktivierende Amine und bakterelle Toxine eine Verengung der Gefäße, die die lokale Durchblutung beeinträchtigt, den Nekroserand weiter ausdehnt und die Verbreitung des Infektionserregers begünstigt. Diese Wunden haben geringe Heilungschancen, und es besteht deshalb eine große Wahrscheinlichkeit, daß eine Amputation weiter proximal notwendig wird.

Wenn man die klinischen Zeichen der marginalen Durchblutung erkennt, kann man einige Schritte unternehmen, um rechtzeitig einen verbesserten vaskulären Zufluß sicherzustellen und durch Präventivmaßnahmen die Integrität der Haut zu retten. Die arterielle Versorgung testet man durch Palpieren des Pulses der A. dorsalis pedis und der A. tibialis posterior. Sind diese Pulse reduziert oder gar nicht vorhanden, sollten die Gefäße weiter proximal durch Palpation und Auskultation beurteilt werden. Bei starken Pulsen deuten lagebedingter Rubor und trophische Veränderungen, wie z. B. dünne, glänzende, haarlose Haut und schlechtes Nagelwachstum, auf mikrovaskuläre Schäden hin. Richtig passende Schuhe sind für diese Patienten eine absolute Notwendigkeit, da bei ihnen selbst harmlos aussehende Blasen letztendlich zur Amputation führen können. Auch liegende Patienten mit schlechter Blutzirkulation brauchen besonderen Schutz, denn ohne Fersenpolster ist bei ihnen sonst das Risiko einer Hautnekrose der Ferse sehr hoch.

Der neuropathische diabetische Fuß

Hautulzera und das Charcot-Gelenk sind häufige Folgen von Empfindungsstörungen im neuropathischen diabetischen Fuß.

Ulzeration

Ulzera des neuropathischen Fußes werden oft durch unerkannte Traumen initiiert, wie z.B. Reizung mit Blasenbildung durch falsches Schuhwerk, wärmebedingte Nekrose, Eindringen von Fremdkörpern oder einfache Risse der Haut. Die Gefahr besteht darin, diese Verletzungen nicht zu erkennen oder ihre Bedeutung nicht richtig einzuschätzen, weil durch diese Unterbrechung der schützenden Hautbarriere

Ulzeration

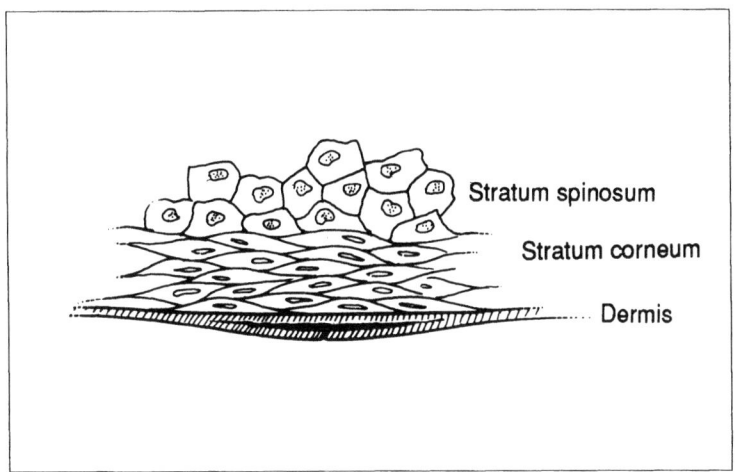

Abb. 85. Hauthöhlen tief unter plantaren Schwielen, eine mögliche Infektionsstelle

oberflächliche oder auch tiefe Infektionen, chronische Ulzera oder Osteomyelitis verursacht werden können.

Chronische Ulzera oder tiefe Infektionen können allerdings auch in den Hohlräumen tief unter den Hornschwielen der Fußsohle beginnen (Abb. 85). Da neuropathische Patienten eine normale, schützende Schmerzempfindung verloren haben, belasten sie weiterhin die Regionen, in denen starke vertikale Reibungskräfte zur Bildung von dicken Schwielen führen. Die darauf folgende Blutung tief unter den Schwielen verursacht eine feuchte Umgebung, ideale Bedingungen für üppiges bakterielles Wachstum. Sobald eine Infektion in dieser Hauthöhle einmal etabliert ist, kann sie sowohl zur Oberfläche durchdringen und ein Ulkus verursachen oder tief im Mittelfußknochenköpfchen zu einer Osteomyelitis führen. Ein regelmäßiges Programm, bei dem Schwielen entfernt und orthopädische Einlagen angepaßt werden, um Schwielenbildung zu verzögern, ist ein notwendiger Bestandteil der Behandlung jedes neuropathischen Patienten. Bei schon bestehenden Ulzera hilft eine Klassifizierung der Läsionen nach Wagner bei der Entscheidung über die richtige Behandlung [5].

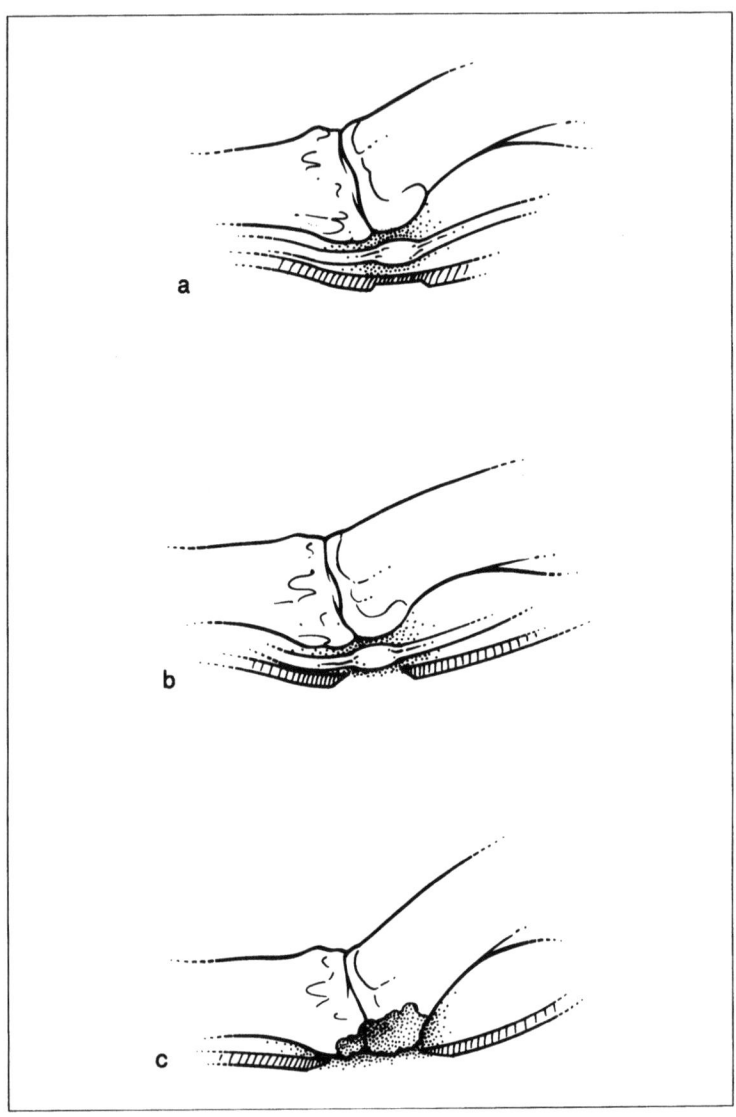

Abb. 86 a–e. Wagner-Klassifikation von Fußläsionen

Ulzeration

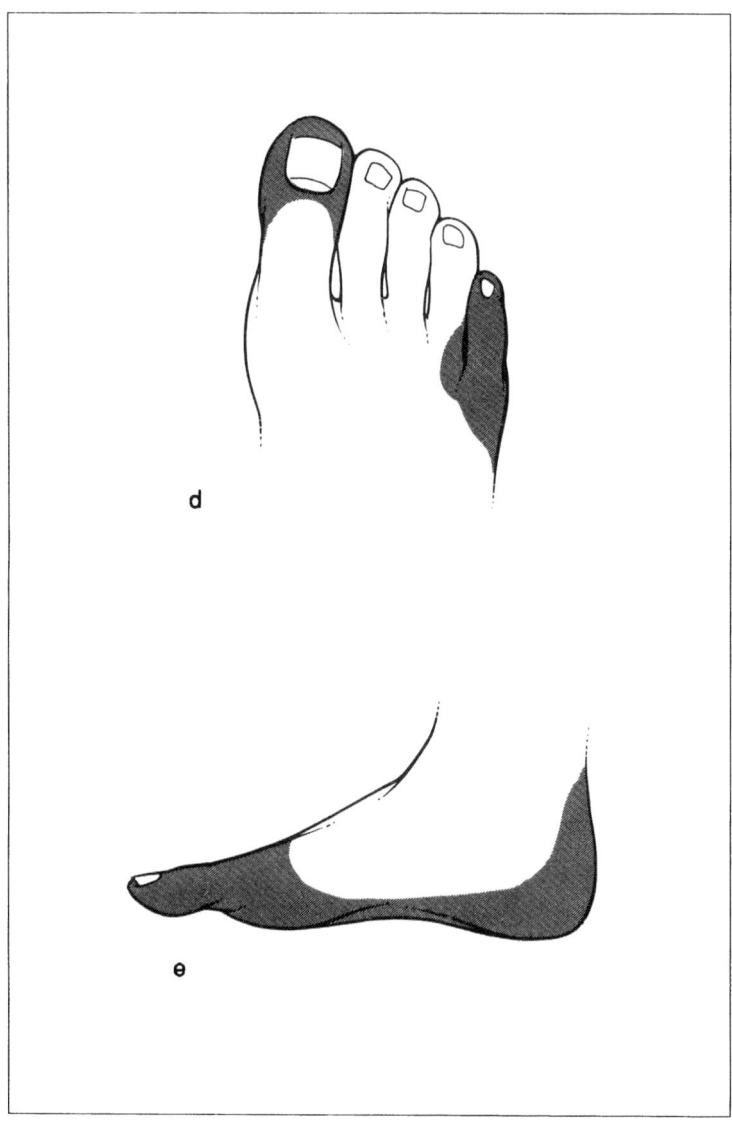

Wagner-Klassifikation von Fußläsionen
Stufe 0 Risikofuß: Knochenvorsprünge und Regionen hoher Druckbelastung
Stufe 1 Oberflächliches Ulkus: nur Hautverlust (Abb. 86 a)
Stufe 2 Tiefes Ulkus: Sehne, Knochen, Ligament oder Gelenk freigelegt (Abb. 86 b)
Stufe 3 Tiefes Ulkus mit Osteomyelitis oder Abszeß (Abb. 86 c)
Stufe 4 Gangrän eines Teils oder des ganzen Vorfußes (Abb. 86 d)
Stufe 5 Erkrankung des ganzen Fußes mit notwendiger Amputation über der Fußebene (Abb. 86 e)

Charcot-Gelenk (Arthropathia neuropathica)

Das Charcot-Gelenk ist eine weitere Komplikation bei Neuropathie des diabetischen Fußes. Um stark behindernde spätere Fußdeformitäten zu vermeiden, ist es absolut notwendig, ein akutes Charcot-Gelenk an Fuß oder oberem Sprunggelenk zu erkennen, bevor es zu ausgeprägter Knochen- oder Gelenkzerstörung kommt. Wird die korrekte Diagnose nicht früh genug gestellt, kommt es oft zu kostspieligen, unangebrachten Diagnose- und Therapiemaßnahmen. Zur Risikogruppe gehört jeder Patient mit peripherer Neuropathie der distalen unteren Extremitäten, aber ganz besonders Diabetiker mit einer Kombination von Neuropathie, Nephropathie und Retinopathie. Die akuten Veränderungen des Charcot-Gelenks entwickeln sich sowohl spontan als auch als Folge kleinerer Frakturen oder von Weichteilverletzungen. Signifikante Fußanschwellungen sind immer vorhanden, auch wenn Schmerz manchmal fehlt. Selbst minimaler Schmerz darf bei neuropathischen Patienten nicht unbeachtet bleiben. Weil minimaler Schmerz die Gehfähigkeit gewöhnlich nicht behindert, kommt es zu einer weiteren Gewichtsbelastung, die den destruktiven Prozeß beschleunigt.

Bei der Untersuchung stellt man fest, daß bei akutem Charcot-Gelenk der Fuß gerötet ist, diffuse Schwellungen mit gespannter Haut aufweist und bei Palpation sehr warm ist. Diese Merkmale deuten auf eine Zellulitis, wenn dem Charcot-Gelenk nicht die dafür typische

Empfindlichkeit bei leichter Berührung fehlen würde. Manipulation mit dem Fuß verursacht oft leichte Beschwerden. Die Druck- und Schmerzempfindung und das Vibrationsempfinden sind in beiden Füssen signifikant reduziert. Anzeichen von Systemerkrankungen wie Sepsis oder Tachykardie fehlen, und die Patienten fühlen sich gewöhnlich insgesamt wohl. Fehlen andere Infektionsherde, so ergeben die Laboruntersuchungen normale Leukozyten- und Blutsenkungswerte. In den Frühphasen können die Röntgenbilder einen Normalbefund zeigen, aber bei einer weiteren Gewichtsbelastung findet man eine progressive Zerstörung der Knochenarchitektur der betroffenen Region sowie Verschiebungen und Frakturen der involvierten Knochen. Die Fehldiagnose Zellulitis hat oft eine unangebrachte stationäre Behandlung mit Antibiotika zur Folge. Die Fehldiagnose Osteomyelitis aufgrund von abnormen Röntgenbildern kann zu einer nutzlosen Knochenbiopsie führen, die eine Infektion provozieren kann.

Der Charcot-Prozeß ist am schwierigsten, wenn er den Mittelfuß oder das obere Sprunggelenk involviert. Ein Plattfuß aufgrund eines Kollapses des Mittelfußes neigt zu zentraler Ulkusbildung, da die gewichttragende Funktion des instabilen Vorfußes weiter hinten auf die abnorme Spitze übertragen wird (Abb. 87). Die Instabilität des oberen Sprunggelenks kann letztendlich zu einer Abweichung des Fußes von der gewichtstragenden Achse des Beins führen, einer Situation, die sehr schwierig zu beherrschen ist (Abb. 88). Deshalb ist es unbedingt notwendig, ein akutes Charcot-Gelenk zu erkennen, wenn man langfristige Morbidität vermeiden will. Die Knochenveränderungen der akuten Phase beginnen mit Verzögerung, so daß eine frühe Immobilisation ohne Gewichtsbelastung, Kollaps und Folgedeformität völlig vermieden werden kann.

Arthritis

Auch Schäden der Weichteile und der Gelenke aufgrund von Entzündungen können Schmerzen und behindernde Fußdeformitäten verursachen. Arthritis rheumatica und Arthritis psoriatica, Reiter-Syndrom,

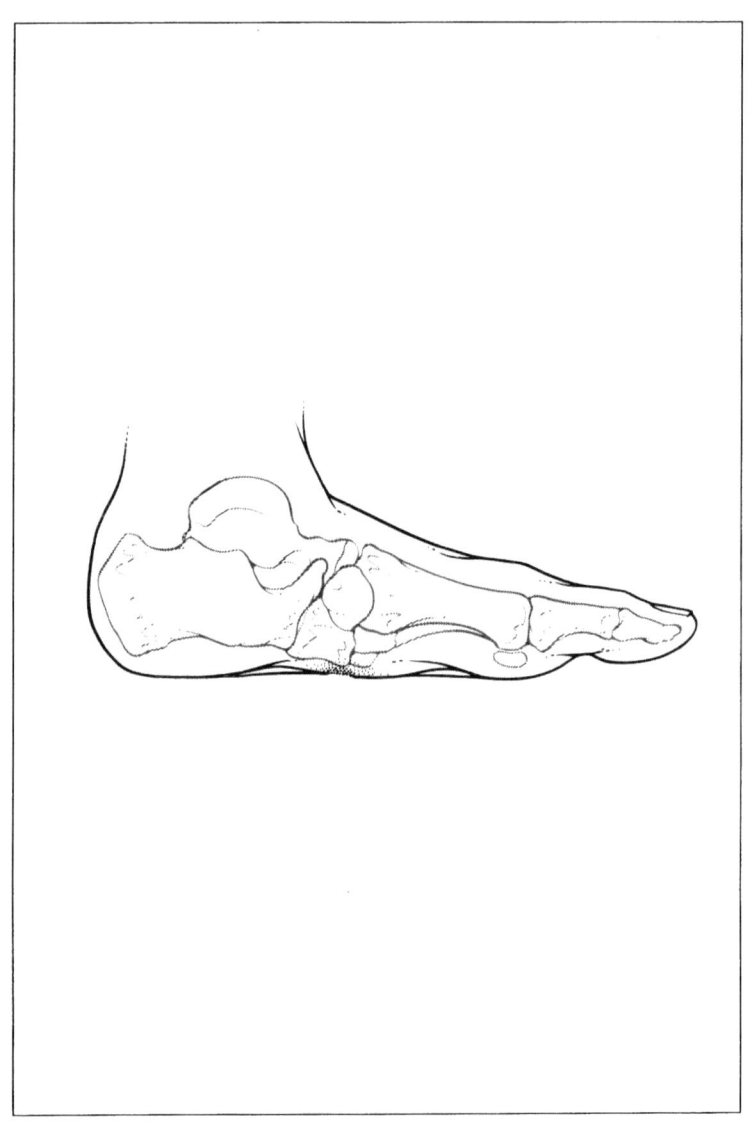

Abb. 87. Neuropathischer Mittelfußkollaps

Arthritis 143

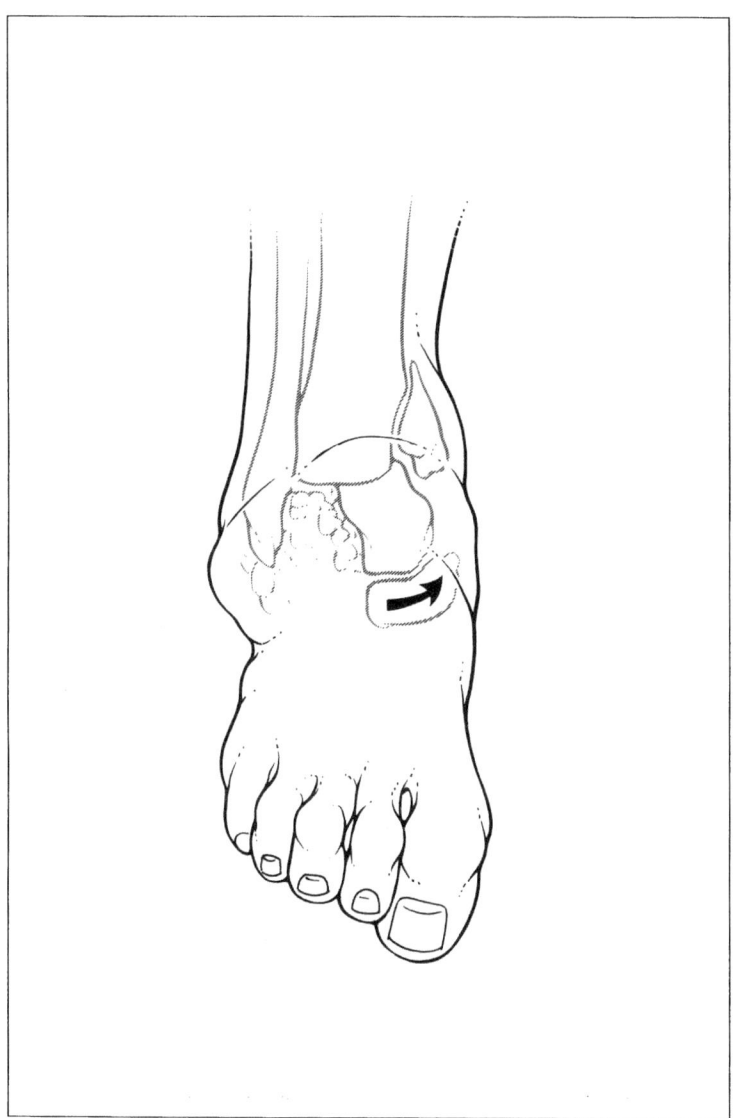

Abb. 88. Neuropathische Subluxation des oberen Sprunggelenks nach Fraktur

Spondylitis ankylosans und Gicht führen zu Fußmanifestationen mit charakteristischem Muster.

Arthritis rheumatica

Arthritis, Synovitis mit Kapselermüdung, Tenosynovitis, Sehnenrisse aufgrund von Abnützungen und Rheumaknötchen tragen zu den Fußproblemen von Patienten mit Arthritis rheumatica bei. Im Vorfuß sind die MTP-Gelenke am häufigsten betroffen. Eine Synovitis schwächt den Widerstand der Kapsel gegen den lateralen Druck des Schuhes auf die Großzehe, so daß ein Hallux valgus entsteht. In den anderen MTP-Gelenken führt eine Ermüdung der plantaren Faserknorpelplatte letztendlich zu einer dorsalen Subluxation der Kleinzehen, in manchen Fällen mit einer lateralen Verschiebung aufgrund des äußeren Halluxdrucks (Abb. 89). Krallenzehen treten bei den Kleinzehen häufig auf. Eine plantare Verschiebung der Mittelfußknochenköpfchen entsteht infolge der Zehensubluxation und der komprimierten plantaren Platte (Abb. 90). Wenn die Mittelfußknochenköpfchen plantar mehr hervortreten, werden sie extrem druckempfindlich. Dies wird durch die Verdünnung und distale Verschiebung der plantaren Fettpolster noch weiter verstärkt. Rheumaknötchen bilden sich im subkutanen Bindegewebe des plantaren Vorfußes und tragen zu den Schmerzen bei. Mobilität und ungenaue Ränder unterscheiden die Knötchen von den genauer begrenzten Mittelfußknochenköpfchen.

Starker Schmerz in Rückfuß oder oberem Sprunggelenk wird generell durch Gelenkerosion verursacht. Es können jedoch 2 andere Faktoren zu einem stark ausgeprägten Pes planus und Rückfuß valgus führen, die bei diesen Patienten häufig auftreten: 1) ein Kollaps als Folge einer Knochenerosion in der Articulatio talocalcaneonavicularis, 2) eine Ruptur der Sehne des M. tibialis posterior aufgrund von Ermüdungserscheinungen infolge einer Tendosynovitis. In diesem Fall verursacht der Verlust der Sehne des M. tibialis posterior eine laterale Subluxation des Os naviculare auf dem Kopf des Talus. Das Caput tali senkt sich, und der Vorfuß nimmt eine laterale Neigung mit einer

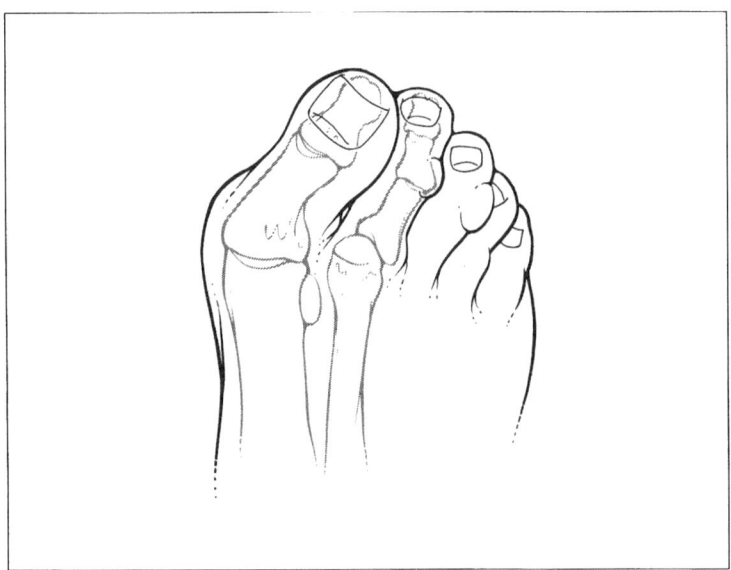

Abb. 89. Typische Vorfußdeformität bei Arthritis rheumatica

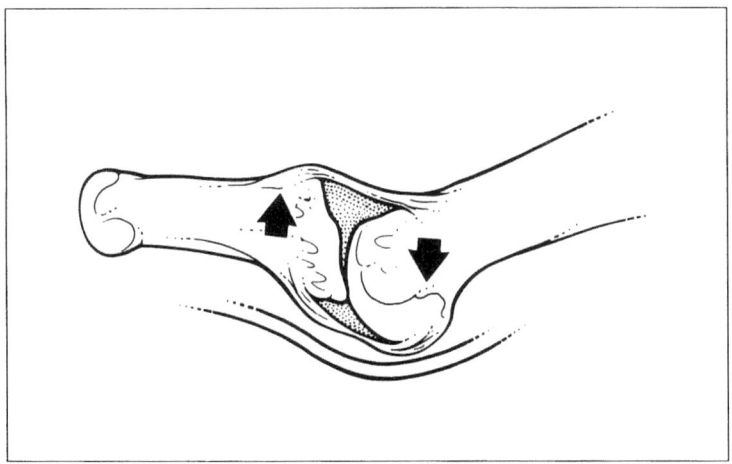

Abb. 90. Insuffizienz der Fußsohlenfaszie bei Synovitis

progressiven Valgusstellung des Kalkaneus an. Der resultierende stark ausgeprägte Pes planovalgus verursacht oft Schmerzen im medialen Fußgewölbe und in der Region des oberen Sprunggelenks.

Spondylitis ankylosans, Reiter-Syndrom und Arthritis psoriatica

Diese Erkrankungen unterscheiden sich von der Arthritis rheumatica dadurch, daß sie häufiger die IP-Gelenke der Zehen betreffen. Bei diesen Problemen kann auch eine Insertionstendopathie auftreten, die eine Achillodynie, eine Entzündung der Aponeurosis plantaris und eine Achillessehnenentzündung hervorrufen kann. Es sollte auch immer an die Möglichkeit einer Arthritis gedacht und die entsprechenden Untersuchungen durchgeführt werden, wenn ein Patient über bilateralen Fersenschmerz klagt.

Arthritis urica

Das charakteristische Zeichen für Gicht ist eine akute Entzündung, die sich nur auf das I. MTP-Gelenk beschränkt. In der Anamnese stellt man fest, daß der starke Schmerz oft plötzlich beginnt und Hinken verursacht. Der Patient kann sich auch an ähnliche Episoden in der Vergangenheit erinnern. Oft wird er wegen Bluthochdruck mit einem Thiaziddiuretikum behandelt, was seine Anfälligkeit für eine Arthritis urica erhöht.

Zu den Untersuchungsmerkmalen akuter Gicht des I. MTP-Gelenks gehören deutliche, zirkuläre Schwellung und Rötung um das ganze Gelenk, extremer Druckschmerz an der Gelenklinie, erhöhte Hauttemperatur und starke Beschwerden bei dem Versuch, das Gelenk zu bewegen. In der akuten Phase kann die Diagnose durch Nachweis von Uratkristallen in der Gelenkflüssigkeit gestellt werden.

12 Bewertung der Einwärtsstellung der Fußspitzen bei Kindern

Eltern sind oft über eine Einwärtsstellung der Fußspitzen ihrer Kinder besorgt. Diese Einwärtsstellung findet ihren Ursprung gewöhnlich in einer von 3 Ebenen: im Vor- und Mittelfuß (Vorfußadduktion), in der Tibia (Innenrotation der Tibia) und im proximalen Femur (Anteversion des Femurs). Die Vorfußadduktion und die Innenrotation der Tibia können schon durch die intrauterine Lage des Fetus beeinflußt werden, während Erbfaktoren bei der exzessiven Anteversion des Femurs eine Rolle spielen können. Eine progressive Außenrotation des Beins während des Wachstums und der Entwicklung ist normal. Bestimmte Schlaf- und Sitzpositionen behindern allerdings diese normale Rotation der Extremität. Säuglinge und Kleinkinder, die in Bauchlage mit angezogenen Beinen (Hüfte und Knie gebeugt) und überkreuzten Füßen schlafen, neigen zu einer persistierenden Innenrotation der Tibia und zur Vorfußadduktion (Abb. 91). Bei Kindern über 3 Jahren wird eine exzessive Anteversion des Femurs durch die Fernsehposition beibehalten (Abb. 92).

Mit der Methode von Staheli [4] kann eine Einwärtsstellung der Fußspitzen bei Kindern am einfachsten beurteilt werden. Zuerst wird das Kind beim Barfußgehen beobachtet, dann legt es sich in Bauchlage auf den Untersuchungstisch, wobei seine Knie knapp an der Tischkante anstoßen (Abb. 93).

Vorfußadduktion

Die relative Ausrichtung von Rück- und Vorfuß wird von oben in der Sagittalebene beurteilt. Beim gesunden Kind verläuft eine Linie, die die Ferse in der Transversalebene in 2 Hälften teilt, in der Nähe oder

148 Bewertung der Einwärtsstellung der Fußspitzen bei Kindern

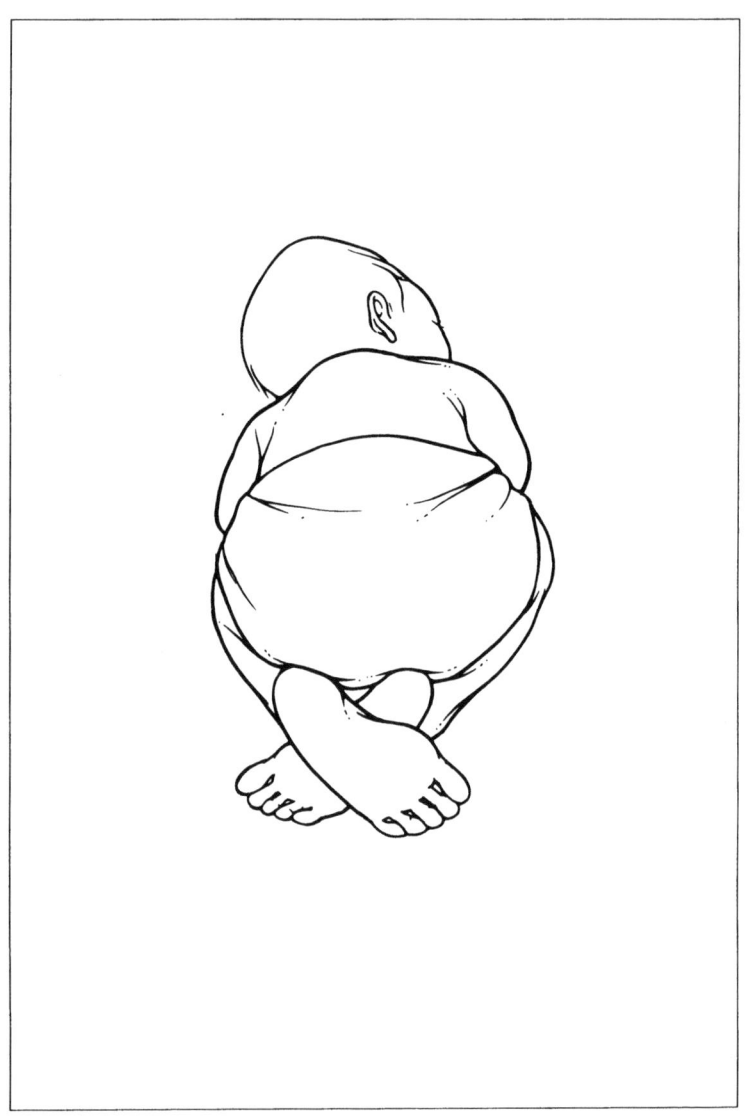

Abb. 91. Schlechte Schlafposition (mit angezogenen Beinen)

Vorfußadduktion

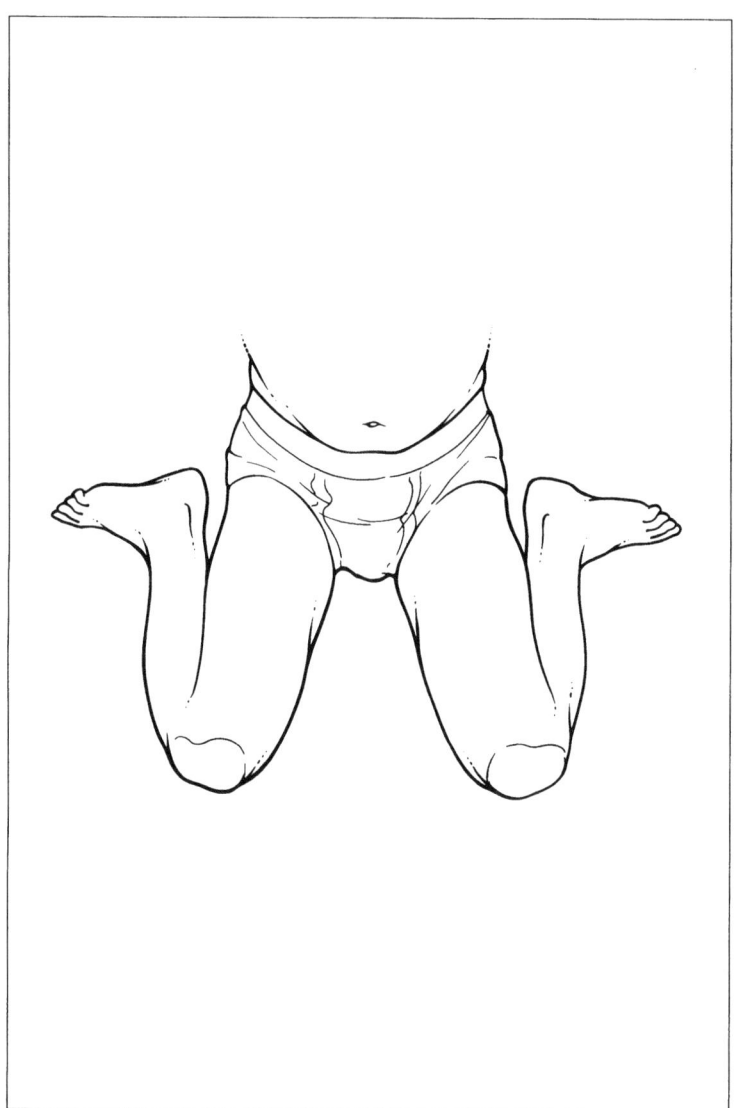

Abb. 92. Fernsehposition

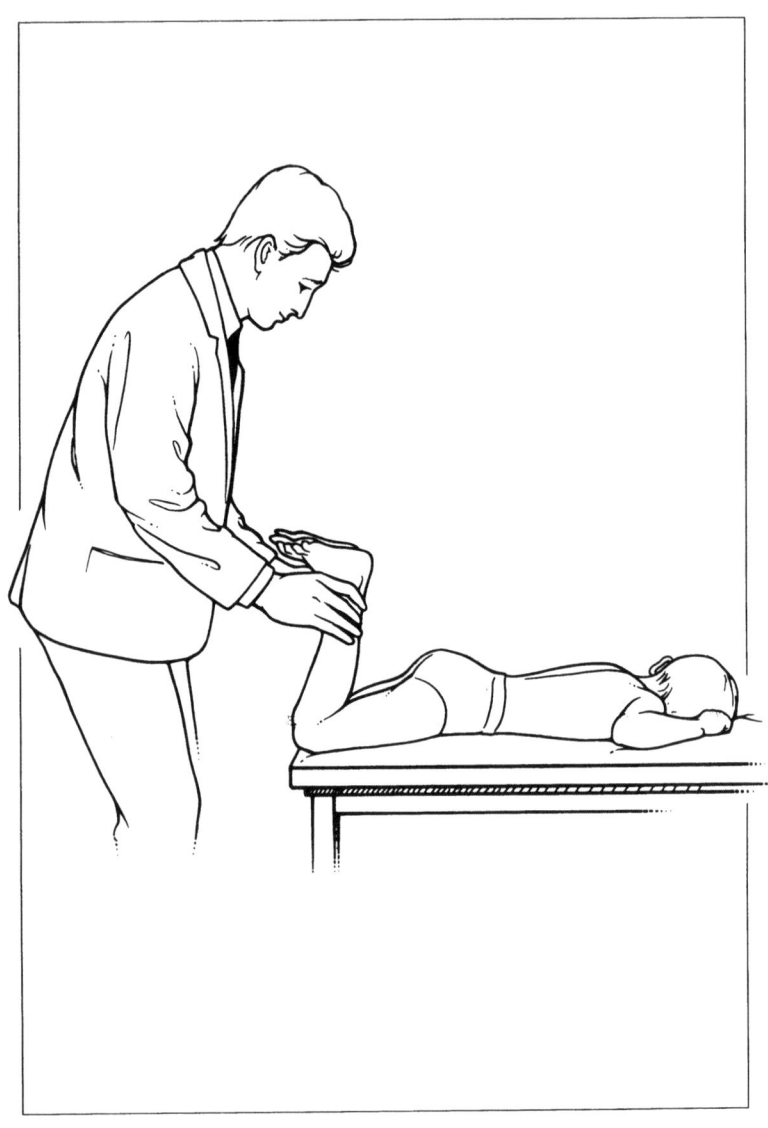

Abb. 93. Untersuchungsposition

Vorfußadduktion

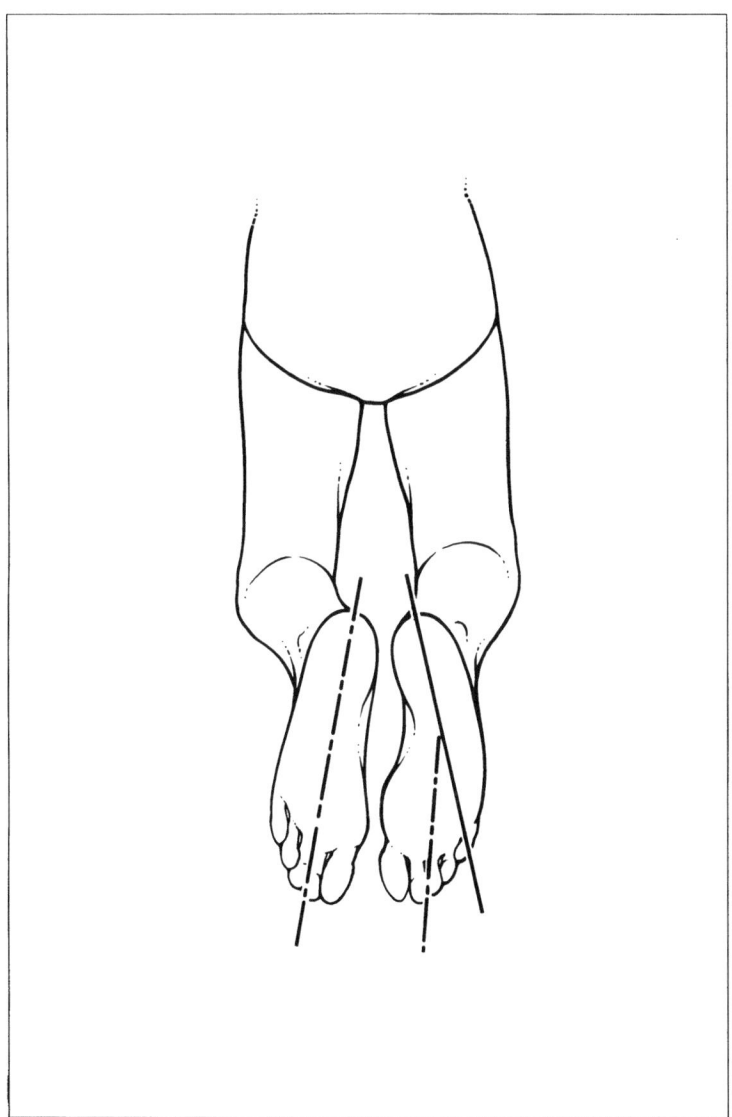

Abb. 94. Vorfußadduktion

medial der 3. Zehe. Bei Vorfußadduktion wird diese Linie verschoben, so daß sie lateral der 4. Zehe verläuft (Abb. 94). Weiterhin ist eine konvexe Wölbung der lateralen Fußkante und ein Vorsprung des Os metatarsale V charakteristisch für eine Vorfußadduktion.

Innenrotation der Tibia

Eine Torsion der Tibia wird mit Hilfe des Oberschenkel-Fuß-Winkels beurteilt. Dieser Winkel wird durch die Überschneidung von 2 Linien gebildet: die 1. Linie teilt die Ferse in 2 Hälften; die 2. verläuft entlang der Oberschenkelachse, wobei das Knie 90° gebeugt wird. Der normale Oberschenkel-Fuß-Winkel liegt zwischen 0 und 30° Außenrotation mit einem Mittelwert von 10° (Abb. 95 a) [4]. Die Außenrotation der Tibia verstärkt sich graduell bei normalem Wachstum. Ein Oberschenkel-Fuß-Winkel < 0° (d. h. eine Innenrotation) ist ein Anzeichen dafür, daß eine Innenrotation der Tibia an der Einwärtsstellung der Fußspitzen des Kindes beteiligt ist (Abb. 95 b).

Anteversion des Femurs

Eine Anteversion des Femurs wird durch einen Vergleich von Innen- und Außenrotation der Hüfte in Bauchlage des Patienten beurteilt. Dazu beobachtet der Untersucher die Innen- (Abb. 96) und Außenrotation (Abb. 97) vom Ende des Behandlungstisches aus. Normalerweise beträgt das Maximum der Innenrotation 70°; was darüber hinausgeht, ist ein Anzeichen von Anteversion des Femurs [4]. Aufgrund der intrauterinen Lage haben Kleinkinder gewöhnlich eine Weichteilkontraktur in Außenrotation, die nach dem Laufenlernen allmählich verschwindet. Eine echte Anteversion des Femurhalses verringert sich progressiv von durchschnittlich ca. 40° bei der Geburt auf ca. 10° bei Erwachsenen [4]. Ein gesundes Kind hat eine ungefähr gleiche Innen- und Außenrotation der Hüfte. Die Asymmetrie durch eine verstärkte Innenrotation ist auch ein Anzeichen für die Anteversion des Femurs (Abb. 95).

Anteversion des Femurs

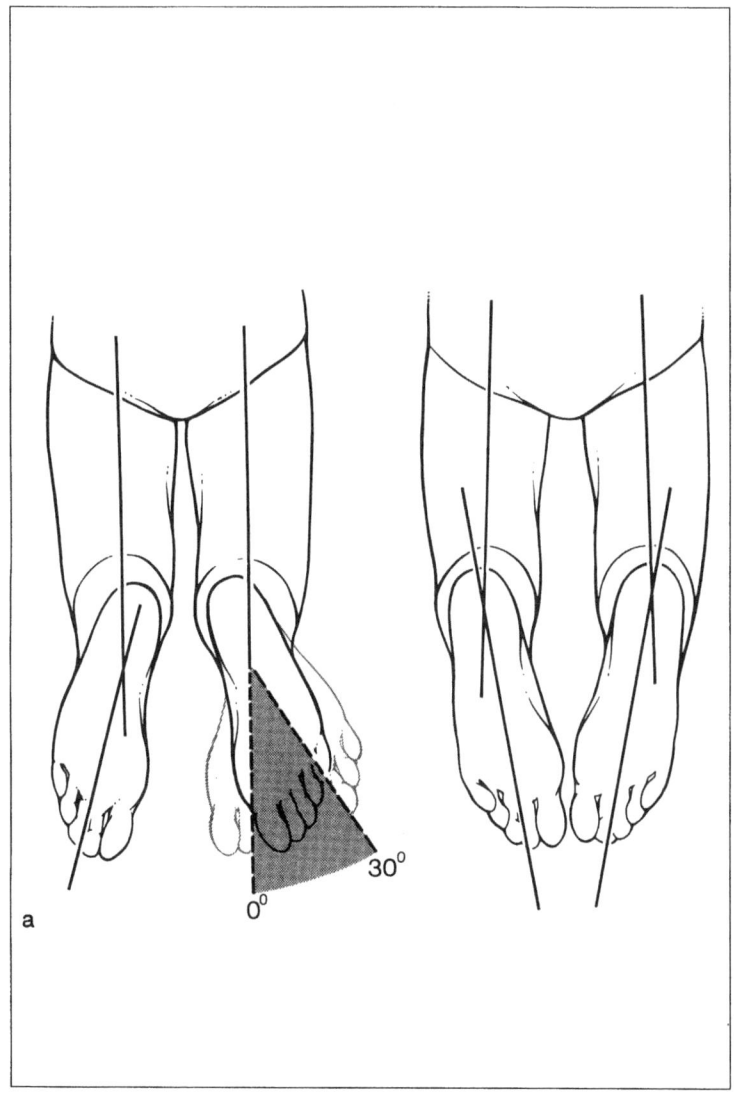

Abb. 95 a, b. Oberschenkel-Fuß-Winkel. **a** Normale Spanne. **b** Bilaterale Innenrotation der Tibia

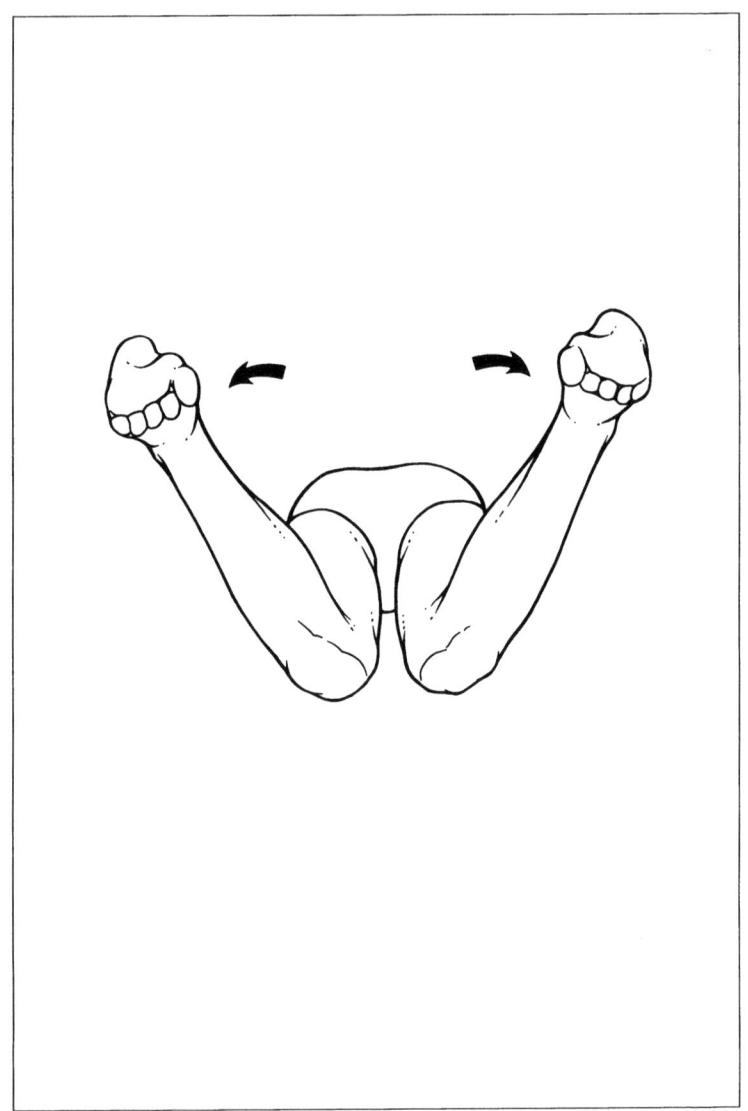

Abb. 96. Hüfte, Innenrotation

Anteversion des Femurs

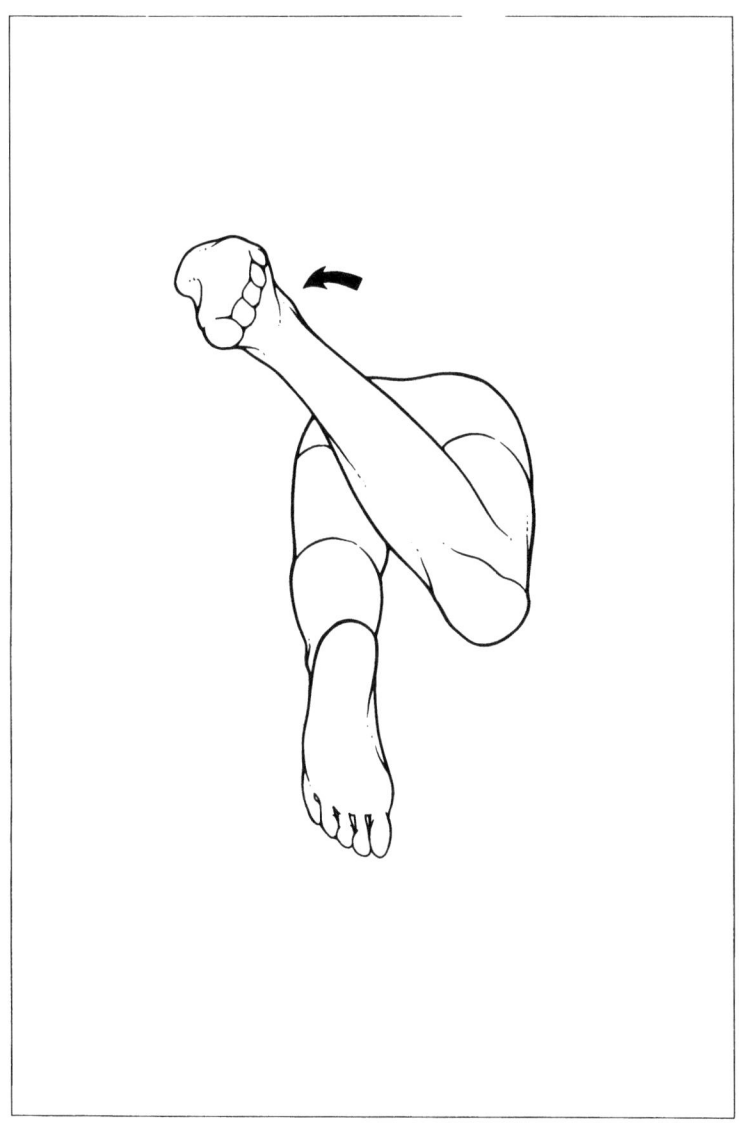

Abb. 97. Hüfte, Außenrotation

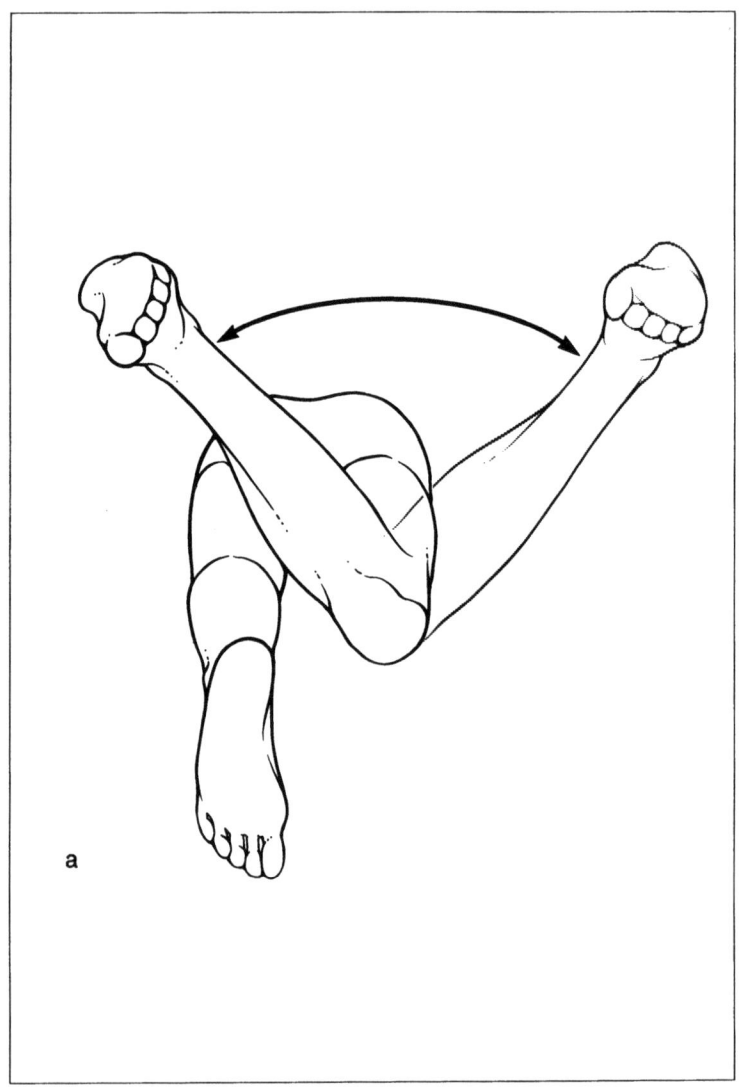

Abb. 98 a, b. Rotationsbeweglichkeit der Hüfte. **a** Normale Spanne, **b** Anteversion des Femurs

Anteversion des Femurs

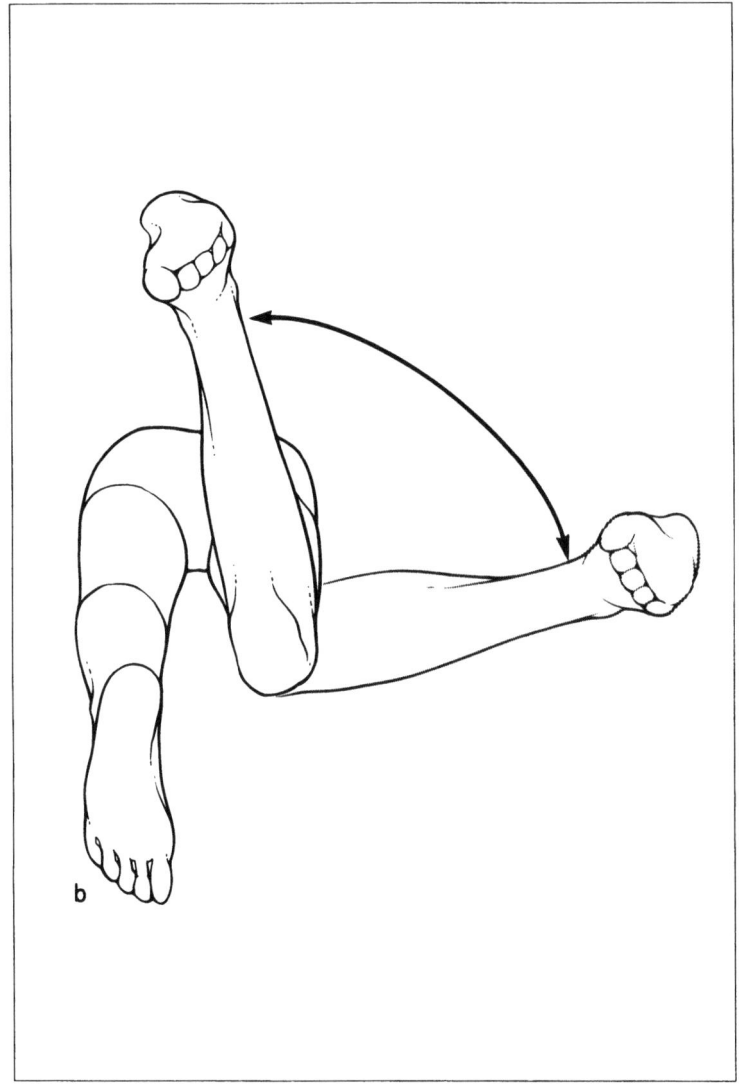

b

Normale Entwicklung der Fußstellung bei Kindern

Eine Vorfußadduktion wird von den Eltern gewöhnlich in den ersten Lebenswochen bemerkt. Diese Deformität bildet sich meistens in den ersten Lebensmonaten spontan völlig zurück. Es bestehen kontroverse Ansichten darüber, ob eine persistierende Deformität behandelt werden sollte: Auf der einen Seite wird für Schienen und Spezialschuhe argumentiert, auf der anderen soll das Kind nur weiter beobachtet werden. Eine Innentorsion der Tibia wird gewöhnlich festgestellt, wenn das Kind zu laufen beginnt; sie bildet sich i. allg. bis zu einem Alter von 18 Monaten spontan zurück. Bei älteren Kindern kann mit nächtlichen Schienen, die von einer falschen Schlafstellung abbringen, verhindert werden, daß diese Deformität noch länger persistiert. Eine exzessive Anteversion des Femurs ist häufig Grund für die Einwärtsstellung der Fußspitzen von älteren Kindern. Eine Schienenbehandlung hat sich hier nicht bewährt, jedoch kann den Kindern geholfen werden, indem man sie an der falschen Fernsehposition hindert. Nur bei schweren persistierenden Fällen einer Vorfußadduktion, Innenrotation der Tibia und Anteversion des Femurs sollte auch eine chirurgische Korrektur in Betracht gezogen werden.

Weiterführende Literatur

1. Basmajian JV, DeLuca CJ (1985) Muscles alive – The Functions revealed by Electromyography. Williams & Wilkins, Baltimore
2. Paulos LE, Coleman SS, Samuelson KM (1980) Pes cavovarus: Review of a surgical approach using soft tissue procedures. J Bone Joint Surg [Am] 62:942
3. Root ML, Orien WP, Weed JH, Highes RJ (1971) Biomechanical examination of the foot. Clinical Biomechanics Corporation, Los Angeles
4. Staheli LT (1977) Torsional deformity. Pediatr Clin North Am 24:799
5. Wagner FW Jr (1986) The diabetic foot and amputation of the foot. In: Mann RA (ed) Surgery of the foot. Mosby, St. Louis

Anhang

Beispiel eines Untersuchungsbogens zur systematischen Erstuntersuchung. Die Untersuchungsschritte sind in den vorangegangenen Kapiteln beschrieben worden.

Untersuchungsbogen für Fuß- und Sprunggelenk

Rechts _____ Links _____

N = normal
Schmerz ↑ = Schmerz bei forcierter Dorsalflexion
Schmerz ↓ = Schmerz bei forcierter Plantarflexion
↑ ——— ° = Maximalwinkel der Dorsalflexion
↓ ——— ° = Maximalwinkel der Plantarflexion

Allgemeinuntersuchung

Ausrichtung
    Vorfuß N _____ Add _____ Abd _____
    Rückfuß N _____ Valgus _____ Varus _____
    Fußgewölbe N _____
        Pes planus: leicht _____ mäßig _____ stark _____
        Inversion bei beidseitigem Heben der Ferse: ja _____ nein _____
        Einseitiges Anheben der Ferse (fähig/unf.): ja _____ nein _____
        Pes cavus: leicht _____ mäßig _____ stark _____

Gang N _____ Schmerzbeeinträchtigung _____
    Ankylose des Sprunggelenks _____
    andere Befunde: _____

Haut N ____ atrophisch ____ andere Befunde: _____

Kallus
  Kleinzehen
    PIP-Gelenk   2 ____ 3 ____ 4 ____ 5 ____
    Zehenspitzen 2 ____ 3 ____ 4 ____ 5 ____
  Plantar
    Hallux, medial am IP-Gelenk ____
    MT-Köpfchen 1 ____ 2 ____ 3 ____ 4 ____ 5 ____
  Andere Kalluse _____

Nägel N ____ mykotisch ____ eingewachsen ____
  andere Befunde: _____

Puls   A. dorsalis pedis   0 ____ + ____ ++ ____ +++
      A. tibialis posterior 0 ____ + ____ ++ ____ +++

Beweglichkeit
  Oberes Sprunggelenk: R: ↑ ____° ↓ ____° Schmerz ↑↓
                                L: ↑ ____° ↓ ____° Schmerz ↑↓
    Krepitation: R: 0 ____ + ____ ++ ____
                          L: 0 ____ + ____ ++ ____

  Unteres Sprunggelenk: N ____ eingeschränkt ____ fehlend __
    Schmerz   R: ja ____ nein
                     L: ja ____ nein
    Krepitation R: ja ____ nein ____
                     L: ja ____ nein ____

  I. MTP-Gelenk: R: ↑ ____° ↓ ____° Schmerz ↑↓
                    L: ↑ ____° ↓ ____° Schmerz ↑↓
    Krepitation R: 0 ____ + ____ ++ ____
                 L: 0 ____ + ____ ++ ____

Vorfußuntersuchung

Hallux-MTP-Gelenk N ____ Varus _____
   Valgus: leicht ____ mäßig ____ stark
   Passiv korrigierbar: ja ____ nein ____
   Druckempfindlicher medialer Vorsprung: ja ____ nein ____
   Druckempfindliche Gelenklinie: ja ____ nein ____
   Schmerz bei Reibungstest: ja ____ nein ____

Hallux-IP-Gelenk N ____ Valgus ____
   Beweglichkeit: ↑ ____ ↓ ____ Schmerz ↑↓

Kleinzehen N ____
(S = steif, F = flexibel, GB = gespannter Beuger)
Krallenzehen 2— S F GB   3 S F GB
                   4— S F GB   5 S F GB
Hammerzehen 2— S F GB   3 S F GB
                   4— S F GB   5 S F GB
Hallux malleus 2— S F GB   3 S F GB
                   4— S F GB   5 S F GB

Fixierte Streckung des MTP-Gelenks
   1 ____ 2 ____ 3 ____ 4 ____ 5 ____

MTP-Gelenk instabil ja ____ nein ____
(S = subluxierbar, A = ausrenkbar, F = fixierte Ausrenkung)
MTP-Gelenk 1 ____ 2 ____ 3 ____ 4 ____ 5 ____
Metatarsalgie ja ____ nein ____

Druckschmerz (L = leicht, M = mäßig, S = stark)
   MT-Köpfchen   1 ____ 2 ____ 3 ____ 4 ____ 5 ____
   Beugersehne   1 ____ 2 ____ 3 ____ 4 ____ 5 ____
   MTP-Gelenk (dorsal) 1 ____ 2 ____ 3 ____ 4 ____ 5 ____
   Interdigitalfalte   1 ____ 2 ____ 3 ____ 4 ____ 5 ____

Rückfuß- und Sprunggelenkuntersuchung

Fersenschmerz ja ____ nein ____

Druckschmerz (L = leicht, M = mäßig, S = stark)
   Achillessehne ____   Schmerz bei:
   Schleimbeutel   Zehenstrecken ____
     der Achillessehne ____   Fersenzusammendrücken ____
   Kalkaneusspitze ____   Bewegung des
   Ferse zentral ____   unteren Sprunggelenks ____
     medial ____
     lateral ____
   Aponeurosis plantaris ____
Medialer Sprunggelenk- oder Fußschmerz ja ____ nein ____

Druckschmerz (L = leicht, M = mäßig, S = stark)
   Malleolus lateralis ___   M. peronaeus brevis ___
   Obere Sprunggelenklinie ___ M. peronaeus longus ___
   Subfibular ___   Processus anterior calcanei ___
   Lig. talofibulare anterius ___ Articulatio calcaneoucuboidea ___
   Sinus tarsi ___

Sprunggelenk: Schubladentest:
   R: 0 ____ + ____ ++ ____
   L: 0 ____ + ____ ++ ____

Neurologische Untersuchung

Muskelstärke:
R M. tibials anterior __/5   M. tibialis posterior __/5
    M. extensor hallucis longus __/5 Mm. gastrocnemius/soleus __/5
    M. peronaeus longus __/5   M. peronaeus brevis __/5

L M. tibialis anterior __/5   M. tibialis posterior __/5
    M. extensor hallucis longus __/5 Mm. gastrocnemius/soleus __/5
    M. peronaeus longus __/5   M. peronaeus brevis __/5

Achillessehnenreflex R: 0____ +____ ++____ +++____
L: 0____ +____ ++____ +++____

Sensitivitätsprüfung
   Sockenanästhesie   R: ja ____ nein ____
                                 L: ja ____ nein ____
   Interdigitalfaltenanästhesie: R: 1 ____ 2 ____ 3 ____ 4 ____
                                          L: 1 ____ 2 ____ 3 ____ 4 ____

Mechanik der Frontalebene

(S = steif, F = flexibel)
Rückfußposition ____° Varus/Valgus
(mit Rückfußneutralstellung) S ____ F ____
Rückfußbeweglichkeit Varus ____° Valgus ____°

Vorfußposition ____° Varus/Valgus
(mit Rückfußneutralstellung) S ____ F ____
Beweglichkeit des 1. Strahls ____ cm bewegt relativ
                                          ____ cm zum II. MT-Köpfchen

Sachverzeichnis

Abduktion 11, 12
Achillessehne 26
 Entzündung 92, 93, 104–105
 Riß 105, 106
 Schleimbeutelentzündung 92, 94
Achillodynie,
 s. Fersenschmerzsyndrom
Adduktion 11, 12
Anamnese, Fußbeschwerden 2
Apophysitis calcanei 96, 97
Articulatio tarsi transversa und
 Articulatio subtalaris,
 Untersuchung 34–36
 Inversion–Eversion des
 Kalkaneus 35
Arthritis 141, 144
 des unteren Sprunggelenks 101
Arthritis psoriatica 146
Arthritis rheumatica 144, 146
 Insuffizienz der Fußsohlenfaszie 145
 typische Vorfußdeformität 145
Arthritis urica 146
Articulatio metatarsophalangea I
 (MTP), s. MTP-Gelenk

Beurteilung der Beweglichkeit 15
Beweglichkeit des 1. Strahls 52, 55
Bewegungen in 3 Ebenen 11
Bewegungen und Positionen
 Frontalebene 6, 10
 Sagittalebene 6, 9
 Transversalebene 11, 12
Blocktest 47, 52
 lateraler 53
 medialer 54

Caput tali, osteochondrale Frakturen
 126, 129
Charcot-Gelenk (Arthropathia
 neuropathica) 140–141
 neuropathische Subluxation
 des oberen Sprunggelenks nach
 Fraktur 143
 neuropathischer Mittelfußkollaps 142

Diabetes mellitus 135–137, 140–141
 Charcot-Gelenk 140–141
 ischämischer Fuß 135–136
 neuropathischer Fuß 136
 Ulzeration 136–137, 140
Dorsalflexion 6, 9

Ebenen des Fußes 8
eingewachsener Nagel 20, 21
Einwärtsstellung der Fußspitzen bei
 Kindern 147–158
 Anteversion des Femurs 152
 Hüftrotation 154–157
 Innenrotation der Tibia 152
 bilaterale 153
 Schlaf- und Sitzpositionen 147
 Fernsehposition 149
 schlechte Schlafposition 148
 Untersuchungsposition 150
 Vorfußadduktion 149, 151
Entzündung
 Achillessehne 92, 93
 Aponeurosis plantaris 96, 97–98
 Sesambeine 66, 67
Erstuntersuchung 13–17
 Beurteilung der Beweglichkeit 15

Erstuntersuchung
  Gangart 14
  Gefäßsituation 15
  Mechanik der Frontalebene 16, 17
  Stehtests 14
  Untersuchung im Sitzen 15
  Untersuchung im Stehen 14
Eversion 6, 10

Fehlbildungen der Kleinzehen 69–77
  Hallux malleus 71, 72, 75
  Hammerzehe 71
  Krallenzehe 69–71
Fersenschmerz 91–101
  Apophysitis calcanei 97
  Arthritis des unteren
    Sprunggelenks 101
  Entzündung der Aponeurosis
    plantaris 97–98
  Haglund-Exostose 92, 97
  Schleimbeutelentzündung
    der Achillessehne 92
  Sequenz der Untersuchungs-
    schritte 91–92
  Streßfrakturen des Kalkaneus
    98, 101
Fersenschmerzsyndrom
  (Achillodynie) 98, 99
Frakturen, s. auch Streßfrakturen
  Basis des Os metatarsale V 125
  Caput tali 126, 129
  Maisonneuve 125
  Marschfrakturen 88
  Processus posterior tali 126
  vorderer Bereich des Sinus tarsi
    125–126
frische Verletzungen 123–134
  Articulationes tarsometatarseae
    132
  Caput tali, osteochondrale
    Frakturen 126, 129
  Fraktur der Basis des Os
    metatarsale V 125

Fraktur im vorderen Bereich des
  Sinus tarsi 125–126
Knöchelverstauchung 123, 125
Ligamente des oberen
  Sprunggelenks 129, 132
Maisonneuve-Fraktur 125
Processus posterior tali, Fraktur 126
Frontalebene, Bewegungen und
  Positionen 6, 10
Fußknochen und -gelenke 4–5
Fußsehnen 27
Fußstellung bei Kindern, normale
  Entwicklung 158

Gangart 14
Gefäßsituation 15
Gelenkverbindungen, Untersuchung
  30–40
  Articulatio tarsi transversa,
    Articulatio subtalaris 34–36
  Dorsalflexion des oberen
    Sprunggelenks 37–39
  I. MTP-Gelenk 30–32
  oberes Sprunggelenk 36–40

Haglund-Exostose 92, 95, 97
Haglund-Ferse 95
Hallux malleus 71, 72, 75
Hallux rigidus 63
  Knirschtest 65
  Osteophyt am Gelenkspalt 65
Hallux valgus 57–58, 59
  passive Korrektur 61
  pronierte Großzehe 60
  Sublaxation der Sesambeine 62
Hallux valgus interphalangeus 63, 64
Hammerzehe 71, 72
Hauptebenen, simultane Bewegung 11
Hauthöhlen, s. Ulzera
Hautuntersuchung 19
Hühneraugen, interdigitale 76–77
  harte 77
  weiche 76

Sachverzeichnis

Interdigitalneurom 84, 88
 Drucktest auf den
  Interdigitalfaltenbereich 86
 Hautinnervation 3. N. interdigitalis
  dorsalis pedis 90
 Nn. digitales dorsales pedis,
  Innervation benachbarter Zehen 85
 Perkussion über dem Nerv 89
 Zusammendrücken des Vorhofes
  zur Bestimmung des
  Mulder-Klicks 87
Inversion 6, 10

Kalkaneus, Streßfrakturen 98, 100, 101
Kalluse 19, 20
Kinder, Einwärtsstellung der
 Fußspitzen, s. Einwärtsstellung
Knöchel, Verletzungen der
 Ligamente, frische Verstauchung
 123–125
Krallenzehe 69–71
Krankheitsgeschichte 4

Ligamente, Sprunggelenk 7
Lisfranc-Gelenk
 Fraktur 133, 134
  lateral 134
  medial 133
 Verletzung 132
Maisonneuve-Fraktur 125
Marschfrakturen, Ossa metatarsalia
 88
Mechanik der Frontalebene 41–56
 Beurteilung im Sitzen 16
 Beweglichkeit des 1. Strahls 52
 Blocktests 47, 52
 Definition der neutralen Position
  des Rückfußes 44
 Messung der neutralen Lage
  des Rückfußes 47
 im Sitzen 17
 Vorfußposition in der
  Frontalebene 47

Metatarsalgie 79–90
 Schmerz im MTP-
  Artikulationskomplex 79, 81, 84
Metatarsalia, Interdigitalneurom
 84, 88
Marschfrakturen der Ossa
 metatarsalia 88
Mittelfußknochenköpfchen,
 avaskuläre Nekrose 84
MTP-Gelenk
 Erkrankungen 57–68
 Entzündungen der Sesambeine 66
 Hallux rigidus 63
 Hallux valgus 57–58
 Verletzung des N. plantaris
  medialis 66
 Schmerzen 79, 81, 84
  avaskuläre Nekrose des Mittel-
   fußknochenköpfchens 84
  plantare Kapsulitis 80, 81
  Synovitis 82, 83
  Tenossynovitis der
   Beugesehnen 81–83
 Untersuchung 30–32
  Beugung der Großzehe 33
  Streckung der Großzehe 31, 32
Mulder-Klick 87
Musculus
 flexor digitorum longus,
  Sehnenentzündung 122
 flexor hallucis longus,
  Sehnenentzündung 119
 gastrocnemius 26
 peronaeus
  brevis 29
  longus 29
  Sehnenentzündung 111, 114
 soleus 26
 tibialis anterior 28
  Sehnenentzündung 119
 tibialis posterior 28
  Sehnenentzündung 107, 108
  Sehnenrisse 109, 111

Muskeln und Sehnen, Untersuchung
26–29
Achillessehne 26
Gastroknemius 26
innere Fußmuskulatur 29
Peronäus longus und Peronäus
  brevis 29
Soleus 26
Tibialis anterior 28
Tibialis posterior 28

Nageluntersuchung 19–20
Anatomie 21
infizierter eingewachsener Nagel 21
Pilzinfektion des Fußnagels 22
Nerven, dorsolateral 24
plantar-medial 25
N. digitalis plantaris des Hallux 68
neurologische Untersuchung 20, 22–26

oberes Sprunggelenk, Gelenkverbindungen, Untersuchung 36–40
Verletzungen der Ligamente
  129, 132
forcierte Außenrotation 130
vorderer Schubladentest 131
Onychomykose 20, 22
Os metatarsale V, Fraktur
  der Basis 125

plantare Kapsulitis 80, 81
Plantarflexion 6, 9
Processus posterior tali, Fraktur
  126, 128
Pronation 11

Reiter-Syndrom 146
Rückfuß, Sehnenerkrankung, s.
  Sehnenerkrankungen
Rückfußposition in der Frontalebene
  Bestimmung der Neutralstellung 45
  Articulatio talocalcaneo-
    navicularis 46

Definition der neutralen Position 44
Lage des Patienten 42
zentrale Achse durch Wade und
  Ferse 43
Messung der neutralen Lage 47
Messung der Neutralstellung 48
normale Inversion und
  Eversion 49

Sagittalebene, Bewegungen und
  Positionen 6, 9
Schleimbeutelentzündung,
  Achillessehne 92
Schmerzen, Anamnese 1
Sehnen Mm. peronaei
  Sehnenentzündung 111, 114
  Subluxation 114, 118, 119
Sehnenentzündung
  Achillessehne 104–105
  M. flexor digitorum longus 122
  M. flexor hallucis longus 119
    stenosierende Tendosynovitis 121
    Verlauf 120
    Verlust der Dorsalflexion der
      Großzehe 121
  M. peronaeus brevis 112
  M. peronaeus longus 113
    Dehnung 117
    Druckschmerz 115
    verstärkter Druckschmerz 116
  M. tibialis anterior 119
  M. tibialis posterior 107
  Mm. peronaei 111, 114
Sehnenerkrankungen, oberes Sprung-
  gelenk und Rückfuß 102–122
  Achillessehne 104–105
    Entzündung 93
    Riß 105
    Schleimbeutelentzündung 92
  Anamnese 103–104
  Sehnenentzündung, s. dort
  Sehnenrisse des M. tibialis
    posterior 109, 111

Sachverzeichnis

Subluxation der Sehnen der Mm.
  peronaei 114, 119
Sehnenuntersuchung, s. Muskeln und
  Sehnen
Sinus tarsi, Fraktur im vorderen
  Bereich 125–126
Spondylitis ankylosans 146
Stehtests 14
Streßfrakturen, Kalkaneus 98, 101
  Fersendrucktest 100
Subluxation der Sehnen der Mm.
  peronaei 118
Supination 11
Systemerkrankungen 135–146
  Arthritis 141, 144
    psoriatica 146
    rheumatica 144, 146
    urica 146
  Diabetes mellitus 135–137, 140–141
  Reiter-Syndrom 146
  Spondylitis ankylosans 146

Tenosynovitis der Beugesehnen
  81–83
Terminologie 2–3, 6
Thompson-Drucktest 106
Transversalebene, Bewegungen und
  Positionen 11, 12

überkreuzte Zehendeformität 73, 75–76
Ulzera, neuropathischer diabetischer
  Fuß 136, 137, 140
  Hauthöhlen 137
unteres Sprunggelenk, Arthritis 101
Untersuchung (systematische),
  s. Erstuntersuchung
Untersuchung einzelner Systeme 19–40
  Gelenkverbindungen 30–40
  Haut 19
  Muskeln und Sehnen 26–29
  Nägel 19, 20
    Anatomie 21
    infizierter eingewachsener Nagel 21
  Nerven 20, 22–26
Untersuchung im Sitzen 15
Untersuchung im Stehen 14

Verletzung des N. plantaris medialis 66
Verrucae plantares 19, 20
Verstauchung, Knöchel 123–125
Vorfußposition in der Frontalebene 47
  Messung 51
  Varus-Valgus-Stellung 50

Wagner-Klassifikation von
  Fußläsionen 138–140

Zehenverschiebungstest 73, 74

American Society for Surgery of the Hand,
Aurora, CO (Hrsg.)

Die Hand

Klinische Untersuchung und Diagnostik
Primärtherapie häufiger Erkrankungen
und Verletzungen

Aus dem Englischen übersetzt von S. Polzer

1990. XV, 226 S. 114 Abb. 4 Tab. Brosch. DM 78,-
ISBN 3-540-52452-5

In der deutschen Ausgabe werden die beiden Bände "The Hand: Examination and Diagnosis" und "Primary Care and Common Problems", die von der American Society for Surgery of the Hand herausgegeben wurden, zusammengefaßt. Dieses im englischen Sprachraum erfolgreiche Werk gibt einen leicht verständlichen Überblick über die gesamte Handchirurgie, ohne daß es die großen Handbücher und Monographien ersetzen will.

Der Schwerpunkt des ersten Teils liegt auf der klinischen Diagnostik sowie den technischen Untersuchungen, die zur Differentialdiagnose und Befunddokumentation notwendig sind. Die funktionelle Anatomie dient als Grundlage für die gesamten Untersuchungen.

Im zweiten Teil werden alle relevanten Erkrankungen und Verletzungen nach der Dringlichkeit ihrer Behandlung aufgeführt, wobei nicht nur auf die Erstmaßnahmen, sondern auch immer auf die definitive Therapie eingegangen wird. Zahlreiche schematische Zeichnungen verdeutlichen den Text.

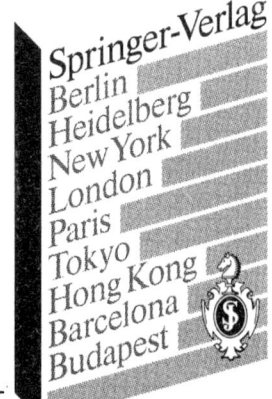

Springer-Verlag
Berlin
Heidelberg
New York
London
Paris
Tokyo
Hong Kong
Barcelona
Budapest

U. Heim, Gümligen-Bern; K. M. Pfeiffer, Basel

Periphere Osteosynthesen

unter Verwendung des Kleinfragment-
Instrumentariums der AO

In Zusammenarbeit mit J. Brennwald, C. Geel, R. P. Jakob,
P. Regazzoni, T. Rüedi, B. Simmen, H.-U. Stäubli
Zeichnungen von K. Oberli
4., neubearb. u. erw. Aufl. 1991. XII, 424 S. 262 Abb. in über 869
Einzeldarstellungen. 2 Tab. Geb. DM 298,– ISBN 3-540-53495-4

Die 4. Auflage des „Kleinfragment-Instrumentariums" unterscheidet sich von den vorhergehenden durch die Darstellung der neuen Implantate und Techniken im allgemeinen Teil (LC-DCP und dazugehörige Instrumente) sowie durch technische Ergänzungen zu den in den letzten Jahren neu eingeführten Instrumenten. Sämtliche Kapitel sind überarbeitet. Im speziellen Teil sind Ergänzungen zu den Kapiteln Schultergürtel, Ellbogen, Karpus, Tibiaschaft und Vorfuß eingefügt, z.T. mit neuen, demonstrativen klinisch-radiologischen Beispielen. Völlig neu bearbeitet ist das Kapitel über die Kalkaneusosteosynthesen mit dazugehörigen klinischen Beispielen.

Aus den Rezensionen zur 3. Auflage:
„Für den Traumatologen oder
Orthopäden ist es unentbehrlich."
    Zeitschrift für Unfallchirurgie

„In gekonnter Weise werden die
Systematik der Frakturarten, die
biomechanischen Prinzipien der
operativen Versorgung, das konkrete
schrittweise Vorgehen sowie mögliche Fehler in Schrift und Bild dargestellt."
    Der Unfallchirurg

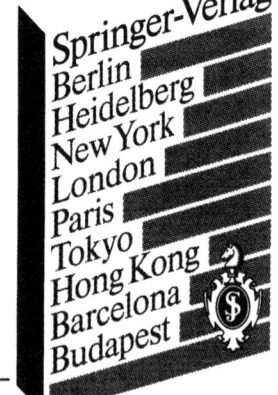

Springer-Verlag
Berlin
Heidelberg
New York
London
Paris
Tokyo
Hong Kong
Barcelona
Budapest

Preisänderungen vorbehalten.

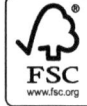

MIX
Papier aus verantwortungsvollen Quellen
Paper from responsible sources
FSC® C105338

If you have any concerns about our products,
you can contact us on
ProductSafety@springernature.com

In case Publisher is established outside the EU,
the EU authorized representative is:
**Springer Nature Customer Service Center GmbH
Europaplatz 3, 69115 Heidelberg, Germany**

Printed by Libri Plureos GmbH
in Hamburg, Germany